DE L'INFLUENCE

QU'EXERCENT

LA GROSSESSE

L'ACOUCHEMENT ET L'ALLAITEMENT

Sur la phthisie pulmonaire et réciproquement

DE L'INFLUENCE

QU'EXERCENT

LA GROSSESSE

L'ACCOUCHEMENT & L'ALLAÎTEMENT

SUR LA PHTHISIE PULMONAIRE & RÉCIPROQUEMENT

PAR

F. ORTEGA

DOCTEUR EN MÉDECINE

Ancien élève des Hôpitaux de Paris

————

PARIS

G. MASSON, ÉDITEUR

LIBRAIRE DE L'ACADÉMIE DE MÉDECINE

PLACE DE L'ÉCOLE-DE-MÉDECINE

MDCCCLXXVI

A MI MADRE

A MI PADRE

A MI FAMILIA

A MIS AMIGOS

A MONSIEUR LE DOCTEUR GALLARD

Chirurgien des Hôpitaux

A MONSIEUR LE PROFESSEUR VERNEUIL

Chirurgien des Hôpitaux
Membre de l'Académie de Médecine

A MONSIEUR LE DOCTEUR DUJARDIN-BEAUMETZ

Médecin des Hôpitaux

A MES AUTRES MAITRES

MM. LES PROFESSEURS BÉHIER, HARDY, CHARCOT, GOSSELIN, RICHET

A MON PRÉSIDENT DE THÈSE

MONSIEUR LE PROFESSEUR GUBLER

Médecin de l'hôpital Beaujon
Membre de l'Académie de Médecine

DE L'INFLUENCE

QU'EXERCENT

LA GROSSESSE, L'ACCOUCHEMENT & L'ALLAITEMENT

SUR LA PHTHISIE PULMONAIRE ET RÉCIPROQUEMENT

AVANT PROPOS.

Ayant fait une partie de mon externat dans le service de mon cher maître M. Gallard, j'ai pris d'après son conseil, quelques observations, dans le but de rechercher l'influence qu'exercent la grossesse, l'accouchement et l'allaitement sur la phthisie pulmonaire et réciproquement.

C'est le résultat de cette étude que je présente dans cette dissertation. J'aurais voulu faire un travail plus complet, mais le temps me manquant, je suis forcé de traiter en peu de temps une les questions les plus importantes de la médecine. J'espère que mes juges, tenant compte de ma bonne volonté, m'accorderont toute leur indulgence.

J'ai pensé qu'il fallait réunir un grand nombre d'observations, exposer les faits et les conséquences pratiques qui en découlent. On trouvera dans ma thèse 34 observations personnelles, dont j'ai pris un peu moins de la moitié

O.

dans le service de M. Gallard. Je donne le résumé de 61 observations que j'ai trouvées dans les auteurs ; à chacune d'elles j'indique le nom de l'observateur.

Je commence par l'historique de la question et je place sous ce chapitre quelques développements qui n'ont pu trouver leur place ailleurs.

J'expose ensuite les observations ; d'abord celles où la toux existait avant la grossesse, ensuite celles où les premiers symptômes de tuberculose ont apparu pendant la grossesse, enfin, celles où l'affection pulmonaire s'est déclarée après l'accouchement.

Chaque série d'observations a été divisée en groupes, selon que la femme avait des antécédents héréditaires tuberculeux, qu'elle n'en avait pas, ou que les renseignements sur l'hérédité nous manquaient.

Cette division, tout importante qu'elle est au point de vue pratique, ne repose pas toutefois sur une base absolument certaine, car l'on ne peut pas toujours se fier aux renseignements fournis par les malades ; mais lorsque ceux-ci nous disent que dans leur famille il y a eu des phthisiques, nous devons en tenir compte.

Les difficultés qui surgissent lorsqu'on veut élucider les causes d'une maladie sont très-grandes, surtout si l'on s'impose la règle de n'accepter que les faits bien observés. Il faut savoir si les parents ont eu la maladie ; si la maladie de l'ascendant a préexisté ou non à la procréation de l'enfant. Pour avoir des notions précises, il faudrait que le même observateur pût suivre la santé d'un certain nombre de familles et de chacun de ses membres. Enfin, la phthisie est une maladie si fréquente (elle occasionne le sixième des décès dans les grandes villes) que l'on n'est pas toujours certain de la part de l'hérédité dans les cas que l'on observe.

Après l'exposition détaillée de chaque groupe d'observations, je fais une étude de toutes les observations du groupe et je cherche à préciser quelle a été l'influence de la grossesse, de l'accouchement et de l'allaitement sur la phthisie et réciproquement.

Ensuite, je divise toutes les observations en cinq séries.

La première comprend les cas où des signes rationnels de phthisie plus ou moins avancée existaient avant la grossesse.

La deuxième, les cas où des femmes s'enrhumaient les hivers et toussaient toujours un peu.

La troisième, les cas où la toux et les autres symptômes de la tuberculose ont apparu pendant la première moitié de la grossesse.

La quatrième, les cas où les premiers symptômes de tuberculose ont fait leur apparition pendant la seconde moitié de la grossesse.

La cinquième les cas où la phthisie a commencé après l'accouchement.

J'étudie à part chacune de ces séries et je recherche quelle a été l'influence de la grossesse, de l'accouchement et de l'allaitement sur la phthisie et réciproquement.

Cette division est très-importante, le pronostic étant différent selon que l'affection pulmonaire existait avant la grossesse ou s'est développée pendant ou après.

Enfin, les conclusions.

HISTORIQUE.

Quelle est l'influence de la grossesse sur le développement et la marche de la phthisie pulmonaire? Deux opinions sont en présence : dans l'une, l'on soutient que la grossesse modère, suspend même la marche de la phthisie. Dans l'autre, on prétend que, loin d'avoir une influence favorable, la gestation augmente la gravité des accidents et précipite le dénouement fatal.

La première opinion a été défendue par des auteurs du commencement de ce siècle et du siècle dernier et par quelques médecins contemporains.

Cullen (1) en parlant des phénomènes et des causes de la phthisie pulmonaire dit: « la grossesse a *souvent* retardé chez les femmes les progrès de la phthisie.

J. Franck (2), admet que « le cours de la phthisie pulmonaire est quelquefois suspendu par la grossesse. »

Bordeu (3), cite l'observation d'une femme qui était devenue enceinte dans le cours d'une phthisie. Les accidents se suspendirent et la malade parut se porter bien jusqu'à la fin de la grossesse.

Pour Beaumes (4), il y a une sympathie entre les poumons et l'utérus. « Cette sympathie, dit-il, est telle que « non-seulement l'influence évidente de ces organes se « manifeste jusque dans leurs dérangements respectifs, en

---

1. Cullen, *Éléments. de médecine pratique*, t. II, p. 189.
2. Frank, *Pathol. méd.* t. IV, p. 246.
3. Bordeu, *Recherches sur le pouls*, t I, chap XXVII.
4. Baumes, *Traité de la Phthisie*, liv. I, p. 308 et 503.

« sorte que l'état maladif de l'un entraîne la lésion de
« fonction de l'autre, mais encore que, même lorsque l'un
« d'eux est le siége d'une affection très-grave, l'action
« soutenue de l'autre, quelle qu'en soit la cause, mais
« particulièrement lorsque celle-ci n'a rien de morbifique,
« peut en suspendre la marche et en diminuer l'intensité à
« tel point qu'elle peut en paraître anéantie. » Il se ran-
geait donc à l'opinion qui admet de la part de la grossesse
une influence heureuse sur la marche de la phthisie.

D'après Dugès, la marche d'une affection chronique est
quelquefois accélérée pendant la gestation ; mais le plus
souvent, peut-être, celle-ci la ralentit et en fait disparaître
momentanément les symptômes les plus alarmants. « C'est
dit-il, ce qui est bien certain et bien connu pour la
phthisie pulmonaire. »

Rosières de la Chassagne écrit dans son Manuel des
pulmoniques, 1770, que de deux femmes phthisiques au
même degré, on peut être sûr que celle qui deviendra enceinte portera son fruit à terme, tandis que l'autre pourra
mourir avant ce temps. Nous dirons contrairement à cet
auteur que si la lésion pulmonaire était quelque peu
avancée, la conception aurait peu de chances d'avoir lieu,
et que s'il y a grossesse, ordinairement la maladie fera
des progrès, la femme accouchera avant terme, et mourra
peu de temps après.

Murat, dans son article « *grossesse* » du Dictionnaire en
60 volumes, 1817, se range à l'opinion de Cullen. Cependant il cite quelques faits de Baudelocque qui établiraient une
influence fâcheuse de la grossesse sur la marche de la

phthisie, et il se demande quelle est la forme de phthisie qui est activée par la grossesse.

Brieude, Antoine Petit, n'hésitent pas à reconnaître que la grossesse a une tendance à enrayer la marche de la phthisie pulmonaire.

M. Andral, dans les deux premières éditions de sa clinique médicale, 1826 et 1829, ne se prononce nullement, quoique les faits qu'il cite soient contraires à l'aphorisme de Cullen. Sur neuf femmes : chez cinq, la maladie n'avait pas paru influencée, chez les quatre autres, la phthisie qui n'était encore que peu avancée, lorsque les femmes devinrent enceintes arriva à son dernier terme pendant la durée de celle-ci ; deux de ces dernières femmes succombèrent avant d'être accouchées.

Mais dans la 3me édition t. 4, p. 366, l'illustre professeur dit : J'ai pu me convaincre, que dans la majorité des cas les symptômes de la phthisie se suspendent ou restent stationnaires pendant le cours de la grossesse.

D'autres auteurs admettent que tantôt la grossesse suspend et semble arrêter les symptômes de la phthisie pulmonaire, tantôt au contraire, elle accélère la marche et les progrès de la maladie ; c'est l'opinion de Désormaux et de P. Dubois (1), de Gardien, de Montgomery. de M. Gendrin ; parmi ces auteurs quelques-uns établissent une distinction, suivant l'époque de la grossesse, suivant le degré de la maladie au moment de la conception, ou bien encore suivant les symptômes de la grossesse.

---

1. Desormaux et Dubois, *Dictionnaire en 30 vol.*, art. Grossesse.

Ainsi, Gardien (1) dit : « On voit parfois, que les fem-
« mes chez qui il existait avant la grossesse un vice orga-
« nique du poumon, se portent mieux et semblent guéries
« pendant les trois premiers mois de la gestation, mais
« que vers le quatrième et le cinquième, la toux, les dou-
« leurs, les crachements de sang et les autres symptômes
« de la phthisie, marchent avec plus de force. »

A propos de ce que dit Gardien, je dirai : que sur quinze femmes ayant des signes de phthisie plus ou moins avancée lorsqu'elles devinrent enceintes et ayant eu ensemble 20 grossesses: trois, présentèrent un amendement pendant toute la grossesse ; deux, pendant les premiers mois seulement ; une, pendant les derniers mois ; sept femmes présentèrent une aggravation pendant toute la grossesse ; quatre, pendant les premiers mois; quatre femmes, seulement pendant les derniers mois, (elles avaient eu un amendement pendant les premiers mois); il n'y a par conséquent que ces quatre dernières femmes qui rentrent dans la description de Gardien (Chez une autre femme la maladie ne parut pas influencée pendant toute la grossesse, et chez une autre pendant les premiers mois). Pour ce qui se rapporte au crachement de sang dont parle Gardien, je rappellerai que Louis a démontré que l'hémorrhagie bronchique était moins fréquente chez ces femmes que chez les autres phthisiques de 19 à 40 ans.

Montgomery (2) attache une grande importance au degré de la maladie. « Si, dit-il, au début d'une tuberculisa-

---

1. Gardien, *Traité d'accouch.; Des Mal. des filles, des femmes et des enfants*, t. II, p. 87.

2. Montgomery, *Dublin quaterly journal*, novembre 1865.

« tion, une femme devient enceinte, la maladie première
« diminue, se calme le plus souvent pendant le temps de
« la gestation ; mais d'un autre côté, si la phthisie est à
« une période avancée au moment de la conception, l'issue
« fatale peut être dans certains cas accélérée. »

Le dernier cas supposé par Montgomery doit se rencontrer rarement, la phthisie, ayant pour cause ordinaire de troubler la menstruation et d'empêcher la conception. En effet Brierre de Boismont a consacré dans son Traité de *la menstruation*, 1842, un chapitre à l'influence des maladies chroniques et principalement de la tuberculisation sur les règles : sur 47 cas de phthisie, 34 fois il y a eu suppression des menstrues. Sur ces 34 aménorrhées plus du quart avaient été annoncées par des inégalités, des diminutions. Les époques où la menstruation s'était supprimée étaient comprises entre un mois et un an et présentaient tous les degrés intermédiaires. Quatre fois les règles n'éprouvèrent aucun changement, malgré le degré très-avancé de la maladie. Raciborski, sur 44 malades chez lesquelles il reconnut l'existence de la phthisie pulmonaire à différents degrés, compta 38 cas d'aménorrhée. Dans les 6 autres, la menstruation se continuait à peu près comme à l'état normal. M. le professeur Depaul et M. Guéniot, agrégé à la Faculté de Médecine, dans leur article *Menstruation, du Dictionnaire encyclopédique des sciences médicales*, t. VI, 2ᵉ série, s'expriment ainsi : « Cette suppression des règles ne commence
« d'ordinaire, qu'un certain temps après le début de la
« phthisie, c'est-à-dire lorsque la maladie a déjà retenti
« d'une façon marquée sur l'état des forces. Chez les fem-
« mes qui, exceptionnellement, conservent leurs règles

« pendant presque toute la durée de la maladie, cette cir-
« constance ne paraît exercer aucun rôle salutaire sur la
« marche de la tuberculose. Il semble même que plusieurs
« d'entr'elles se trouvent plus rapidement affaiblies et plus
« oppressées par le fait de la continuation de cette fonction. »

La phthisie empêche d'ordinaire la fécondation, surtout lorsqu'elle est avancée. Ainsi, sur nos trente-deux femmes qui toussaient avant la grossesse, et dont quinze seulement présentaient des signes de phthisie plus ou moins avancée, il n'y a qu'une seule femme ayant des cavernes pulmonaires qui ait pu devenir enceinte; mais elle éprouva une notable aggravation, avorta à quatre mois et succomba peu de jours après. M. le professeur Grisolle et M. Dubreuilh ont noté avec soin que les femmes décidément phthisiques deviennent très-rarement enceintes. M. Delafond a démontré que les vaches phthisiques, même au premier degré, restent assez souvent infécondes, quoiqu'elles appellent le taureau avec une certaine ardeur. Rappelons que M. Brouardel, agrégé de la Faculté de Médecine de Paris, a démontré dans sa thèse inaugurale que la tuberculisation des organes génitaux chez la femme était plus commune qu'on ne le croyait ordinairement.

Nous ne prétendons pas que la grossesse ne puisse pas avoir lieu pendant la phthisie confirmée : Grisolle publia en 1865 deux observations qui le prouvent; l'une de ces femmes est celle dont nous avons parlé plus haut. M. le professeur Pajot a accouché pour la quatrième fois, une femme phthisique dès son premier accouchement. Ces cas, doivent être très-rares, et ordinairement l'accouchement se termine avant terme. M. Gendrin (1), fait la distinction

1. Leçons cliniques et th. du docteur Caillot.

que si les fonctions s'accomplissent bien, la phthisie marche très-lentement ou s'arrête quand la lésion pulmonaire
est peu étendue au moment de la grossesse ; si, au contraire, cet état a dérangé les fonctions digestives, la maladie suit une marche rapide.

Ceci peut être vrai et je crois que, si aux signes de
phthisie s'ajoutaient des troubles digestifs, la maladie serait
sensiblement aggravée. Mais d'après nous, ces troubles,
qu'on a considérés comme sympathiques, c'est-à-dire en
liaison intime avec ce qui se passe dans les organes génitaux pendant la grossesse (cette sympathie serait expliquée
par les connexions nerveuses qui existent entre les organes
génitaux internes et les organes digestifs), s'observeraient
moins fréquemment chez les phthisiques que chez les autres
femmes. Pendant que nous prenions les observations pour
notre thèse, nous avons remarqué que chez presque toutes
les phthisiques enceintes, ce qu'on est convenu d'appeler
troubles digestifs de la grossesse s'observait moins
fréquemment que chez les autres femmes.

Pour Capuron (1) l'amélioration ne serait qu'apparente.
« On a vu, dit-il, des femmes phthisiques se porter mieux
« en apparence, croire même à une guérison radicale pen-
« dant le commencement de la grossesse ; faible et courte
« illusion qui s'évanouit vers le quatrième ou le cinquième
« mois ; car alors la toux s'exaspère, la douleur s'irrite,
« et la mort ne tarde pas à frapper la victime après l'ac-
« couchement. »

Quelques observations de ma thèse prouvent que Capu-

____

1. Capuron, *Traité des maladies des femmes*, p. 436.

ron avait raison ; ainsi, il y a trois ou quatre femmes qui ont accusé un notable amendement pendant les premiers mois et une aggravation pendant les derniers ; mais ce n'est pas ce qui arrive le plus souvent, puisque sur nos 15 femmes présentant des signes de phthisie, 7 ont eu une aggravation pendant toute la grossesse, et 4 pendant les premiers mois.

M. Louis dans ses recherches sur la phthisie, dit : « il « y a eu peut-être erreur au sujet de l'influence heureuse « de la grossesse sur la phthisie de la part de ceux qui « l'admettent. Il se pouvait, en effet, que plusieurs des « symptômes de la phthisie fussent un peu plus obscurs « dans le cours de la grossesse que dans l'état de vacuité, « sans que l'affection, en marchât moins rapidement. D'un « autre côté, il ne serait pas impossible qu'à la suite de « l'accouchement les progrès de la phthisie fussent un peu « plus marqués qu'à toute autre époque, et la différence « observée dans la marche de la maladie avant et après « l'accouchement, aurait pu être une nouvelle cause d'il- « lusion. »

Je viens d'exposer l'opinion des principaux auteurs qui admettent l'influence heureuse de la grossesse sur la phthisie ; pour quelques-uns cette influence était fréquemment constatée, pour d'autres, elle était tantôt favorable, tantôt défavorable, et pour un certain nombre il était possible de se rendre compte des causes réelles ou illusoires de ces différences de résultat.

L'opinion qui règne actuellement dans la science, est celle des auteurs qui considèrent que la gestation, loin de suspendre les symptômes de tuberculose pulmonaire, est au contraire, une condition défavorable.

Mauriceau, dans son *Traité sur la grossesse et l'accouchement des femmes et sur leurs maladies*, vol. 2, p. 376 à la suite de l'observation CDLV que je rapporterai plus loin, dit ceci : « l'un des plus salutaires conseils que l'on pourrait donner aux femmes qui ont craché du sang dans le temps de leur grossesse serait de ne plus faire d'enfants à l'avenir, car leur poitrine devient toujours d'autant plus mauvaise qu'elles ont plus d'enfants, et elles périssent assez ordinairement par quelque renouvellement de fluxion, qui s'y fait presque toujours dans le temps de leur grossesse, ou peu de temps après être accouchées. »

Portal, dans son ouvrage sur la phthisie, 1792, rapporte quelques faits où la grossesse a occasionné la tuberculisation et s'exprime ainsi : « Combien de personnes « débiles et dont la poitrine n'était pas bien développée « sont devenues phthisiques à leur première grossesse ! « C'est surtout fréquent dans celles qu'on marie trop « jeunes avant leur entier développement, et cela n'est que « trop commun ; souvent alors la phthisie se manifeste par « ses premiers symptômes, et elle termine par être mor- « telle plus ou moins de temps après la couche ; rarement « portent-elles leur enfant jusqu'au neuvième mois ; or- « dinairement elles accouchent au septième, et fréquem- « ment elles font des fausses couches. »

M. Hervieux, d'Elbeuf, publia au mois de janvier 1847 dans l'*Union Médicale*, une observation où l'on voit l'influence nuisible de la grossesse sur la phthisie. Au mois de mars de la même année, le même journal rapporta une observation de M. Robert, de Strasbourg, où l'action désastreuse de la grossesse est encore plus manifeste. A propos de ce cas, M. Robert déclare que depuis longtemps le professeur Stolz est dans la conviction : 1° que chez une femme prédisposée à la phthisie pulmonaire, la grossesse pourra changer cette prédisposition en maladie confirmée ; 2° que chez celle qui aura des tubercules crus, la grossesse, par l'activité exagérée imprimé à tout l'organisme, produira un travail d'inflammation, qui certainement amènera le ramollissement des tubercules.

Parmi les auteurs contemporains qui ont soutenu l'opinion que la grossesse accélère la marche de la tuberculisation pulmonaire, je citerai MM. Gueneau de Mussy, Vigla.

Mais le travail le plus complet et qui décide la question est le mémoire de M. Grisolle, lu à l'Académie de Médecine le 2 octobre 1849, appuyé sur 27 observations dont il en devait 10 à M. Louis ; ce travail établit d'une manière certaine l'influence fâcheuse de la grossesse sur la phthisie.

« Chez vingt-quatre femmes, dit-il, la maladie débuta
« pendant la grossesse, et à une époque peu avancée. Trois
« seulement, offraient déjà des signes rationnels de tuber-
« cules au moment de la conception, mais la maladie ne
« se caractérisa que plus tard. Dans aucun de ces cas,
« l'affection pulmonaire ne fut enrayée. Loin de là, elle
« ne cessa de faire des progrès assez rapides, et s'est ter-
« minée du huitième au quinzième mois à dater du début
« des premiers symptômes. — En moyenne neuf mois et
« demi, c'est-à-dire le tiers de la durée chez les autres
« phthisiques. Il est rare de voir la conception s'effectuer

« chez les femmes atteintes de phthisie confirmée, tandis que
« d'ordinaire les symptômes éclatent tout d'un coup dans
« les trois ou quatre premiers mois. Mais ce n'est point la
« grossesse qui a produit la maladie ; elle a mis en jeu
« la prédisposition. Sur vingt-deux femmes suffisamment
« observées : trois avortèrent au quatrième et au sixième
« mois, — trois accouchèrent prématurément vers le
« huitième. »

Nous avons peu de chose à ajouter à ce que l'illustre
professeur avait constaté. Il nous parle de femmes chez qui
la phthisie s'était déclarée pendant la première moitié de la
grossesse, et des femmes chez qui on constatait des signes rationnels de tubercules avant la grossesse. Sur quatre-vingt-
quinze femmes, dont nous donnons les observations : dix-
huit fois la phthisie s'est déclarée pendant la première moitié de la grossesse, et vingt-neuf fois pendant la deuxième.
Cette distinction que nous établissons dans nos observations est très-importante au point de vue pratique, car le
pronostic est différent ; ainsi, les dix-huit femmes qui ont
commencé à tousser pendant la première moitié de la grossesse, ont eu ensemble vingt gestations : onze seulement
sont allées jusqu'à terme, il y a eu six accouchements prématurés, et trois avortements. Dix femmes sont mortes, en
moyenne, quatre semaines après l'accouchement ; quatre
avaient des cavernes peu de temps après. — Tandis que
les vingt-neuf femmes chez lesquelles les premiers symptômes de la tuberculose ont apparu dans la seconde moitié
de la grossesse, eurent ensemble trente-trois grossesses :
vingt-quatre, sont allées jusqu'à terme ; il y a eu neuf accouchements prématurés, cinq enfants étaient mort-nés,

sept femmes sont mortes, en moyenne, seize jours après l'accouchement ; cinq avaient des cavernes, en moyenne dix semaines après. Nous ferons remarquer la différence qu'il y a entre ces chiffres. On verra plus tard que nous établissons une distinction pour les cas où il y a hérédité, en effet le pronostic est bien plus grave pour la femme, pour le produit de la conception pendant qu'il est dans l'utérus.et lorsqu'il est né.

Enfin on trouvera dans notre thèse, vingt-neuf observations appartenant à des femmes, chez qui, la phthisie s'est déclarée après l'accouchement.

Jusqu'à 1850 les auteurs avaient constaté que la grossesse pouvait entraver la marche de la phthisie ; mais personne n'avait cherché à interpréter le phénomène en se fondant sur des connaissances approfondies de physiologie pathologique. Comment peut-on expliquer que dans quelques circonstances la grossesse, qui affaiblit tant la femme, puisse entraver la marche de la phthisie ? C'est le savant professeur de thérapeutique, mon président de thèse, qui le premier, se basant sur la physiologie pathologique, a soutenu en 1850 devant la Société de Biologie, des idées qui auront, nous n'en doutons pas, un grand avenir ; elles sont exposées dans la thèse de M. Beylard (1) ; je cite textuellement :

« En 1850, M. Gubler a soutenu devant la Société de
« Biologie l'identité de l'ostéomalacie et du rachitis.

« Suivant lui, l'état de grossesse engendre ordinaire-
« ment un certain degré de rachitis. En effet, cette espèce
« de *cremor* qui recouvre l'urine des femmes enceintes, et

____

1. Beylard, *Du rachitis, de la fragilité des os, de l'ostéomalacie,* th. Paris, 1852.

« que l'on a désigné sous le nom de *kyestéine*, n'est, d'a-
« près ses observations qu'une couche de phosphate ammo-
« niaco-magnésien, sur laquelle végètent des mucédinées.
« Or, dans le rachitis bien caractérisé, les urines présen-
« tent le même excès de phosphate terreux. En outre,
« M. Gubler voit dans les ostéophytes intra-crâniennes
« découvertes par M. Ducrest chez des femmes mortes à
« la suite de couches, les traces d'un travail réparateur
« analogue à celui qui se produit dans tous les os du sque-
« lette chez les rachitiques. Ces plaques osseuses de nou-
« velle formation, dont l'existence était considérée comme
« une anomalie, ont été retrouvées par M. Follin sur les
« os du bassin, elles se rattacheraient donc à un phéno-
« mène plus général, à un état ostéomalacique portant
« principalement sur les os larges.

« Chez la plupart des femmes les choses en sont là; mais
« chez quelques autres, cette altération de nutrition s'exa-
« gère, sous l'influence des causes ordinaires du ramollis-
« sement des os, et l'on voit alors survenir des difforma-
« tions rachitiques. En sorte que l'ostéomalacie propre-
« ment dite, qui succède le plus souvent à la grossesse,
« ne serait qu'un degré plus avancé de cette ostéomalacie
« rudimentaire et pour ainsi dire normale, qui avait été
« jusqu'ici méconnue.

« M. Gubler invoque à l'appui de sa manière de voir le
« fait bien constaté du retard de la consolidation des frac-
« tures chez les femmes enceintes, et connaissant l'antago-
« nisme du rachitisme avec les tubercules, il est disposé à
« croire, avec certains auteurs, que la grossesse peut entra-
« ver la marche de la phthisie pulmonaire.

Cette théorie n'est pas comme beaucoup de celles que l'on fait journellement, et qui ne sont basées sur aucun fait vrai, ou accepté par des auteurs compétents.

Aussi, pour prouver que les bases sur lesquelles sont appuyées ces idées, sont fondées, je rappellerai que l'identité du rachitis et de l'ostéomalacie, était l'opinion de Boyer, de Trousseau (1); ce dernier dit : » Pour moi le « rachitis et l'ostéomalacie sont une seule et même ma- « ladie ; les différences qui les distinguent tiennent aux « conditions, différentes aussi, dans lesquelles l'économie « a été surprise. M. Bouchut dans son traité des maladies « des nouveau-nés dit : « le rachitisme et l'ostéomalacie « sont une seule et même maladie des os modifiée par l'âge « des sujets ; le rachitisme est l'ostéomalacie de l'en- « fance. »

Dans le rachitisme bien caractérisé, les urines présentent un excès de phosphate terreux. M. Tripier dans son article *Rachitisme du Dictionnaire Encyclopédique des sciences médicales* s'exprime ainsi : « Déjà en 1780, Four- « croy avait noté que la quantité de phosphates de chaux « augmentait dans les urines des malades atteints de ra- « mollissement des os ; et Bolba, cité par Siebold, aurait « fait la même remarque. Lehmann veut avoir trouvé dans « l'urine de plusieurs enfants rachitiques quatre fois plus « de phosphate de chaux que normalement ; et Marchand « serait arrivé à des résultats identiques. Toutefois, d'autres « chimistes n'ont trouvé qu'une augmentation relative, et « non point absolue de phosphates calcaires. »

---

1. Trousseau, *Clinique médicale de l'Hôtel-Dieu*, t. III, p. 521, 4ᵉ édition.

Aujourd'hui, il est reconnu que la kyestéine, comme le dit M. Gubler, est constituée par des cristaux de phosphate ammoniaco-magnésien et d'une quantité innombrable de vibrions (Regnauld).

M. Gautier, agrégé à la Faculté de Médecine, dans son traité de chimie appliquée à la physiologie 1874, dit : « La « *Kyestéine* se compose de vibrions, de spores, de cristaux « d'urates et d'un peu de phosphate terreux ou de phos- « phate ammoniaco-magnésien. »

Pour ce qui se rapporte à l'antagonisme du rachitisme et des tubercules, je rappelerai que d'après Beylard : « on ne rencontre pour ainsi dire jamais, chez les rachitiques, d'engorgements des ganglions du cou et rarement des tubercules dans les poumons. » Trousseau dans sa Clinique dit : « Tandis que les scrofuleux présentent presque inva- « riablement après la mort des lésions organiques tubercu- « leuses, tandis que, qu'ils ont succombé à des maladies « osseuses, à des affections abdominables, à des accidents « thoraciques, vous trouverez presque toujours, sinon des « tubercules pulmonaires, du moins des ganglions bronchi- « ques tuberculeux qui, chez les jeunes enfants, sont la « manifestation la plus fréquente de la diathèse, rarement, « très-rarement, je le répète, vous trouverez traces de tu- « berculisation chez les rachitiques, même chez ceux qui « ont été emportés par des affections pulmonaires chroni- « ques. »

Je vais citer maintenant l'opinion d'un maître très-com- pétent dans cette matière ; M. Bouchut s'exprime ainsi : « On a dit que le rachitisme ne s'observait jamais en même « temps que plusieurs autres maladies ordinaires chez les

enfants. Ainsi on a formulé entre le rachitisme et les tu-
« bercules pulmonaires ou mésentériques la même loi d'an-
« tagonisme que Boudin a voulu établir entre la fièvre inter-
« mittente et ces mêmes affections. Cette observation a été
« faite par Guersant, qui l'a publiée dans son article sur le
« rachitisme, et son exactitude a été soutenue par Rufz,
« qui n'a rencontré à l'hôpital qu'un très-petit nombre de
« tubercules chez les enfants atteints de dégénérescence
« rachitique des os, tandis qu'au contraire l'affection tu-
« berculeuse existe chez les deux tiers des enfants qui
« succombent à d'autres maladies. Le fait est vrai d'une
« manière générale, mais je dois dire qu'il souffre quelques
« exceptions.

Après avoir démontré, que les faits sur lesquels s'ap-
puyent les idées de M. Gubler sont vraies, je dois dire que,
comme lui, je serais disposé à croire que dans quelques
cas, lorsque la lésion pulmonaire n'est pas très-avancée,
la marche de la maladie peut être entravée ; parce qu'il se
développe chez la femme enceinte un état de rachitis, qui,
à cause de l'antagonisme qui existe entre le tubercule et le
rachitisme, contrarie la marche de la phthisie pulmonaire.

D'autres auteurs se sont occupés de l'importante question
qui est le sujet de ma thèse.

Ainsi, M. Dubreuilh, de Bordeaux, adressa à l'Académie de Médecine, un mémoire intitulé : *Influence de la
grossesse, de l'accouchement et de l'allaitement sur le développement et la marche de la phthisie pulmonaire*, mémoire qui fut l'objet d'un rapport de M. Grisolle et publié
dans le bulletin de l'Académie de Médecine, t. 17, 1851.

Ce mémoire était appuyé sur 13 observations. « La

« maladie s'est déclarée ou plutôt caractérisée dans les
« trois premiers mois de la grossesse. Quatre femmes pa-
« raissaient jouir d'une excellente santé au moment de la
« conception, tandis que les huit autres présentaient depuis
« longtemps quelques symptômes suspects. Une observa-
« tion est l'exemple d'un cas de phthisie développée pen-
« dant l'allaitement. Dans quelques cas il y a eu une sorte
« d'interruption du travail morbide pendant les dernières
« semaines. Une femme et son enfant sont morts au sep-
« tième mois de la gestation. Deux femmes sont mortes
« quatre et huit jours après l'accouchement ; sept femmes
« ont lutté, en moyenne, sept mois. »

Lobgeois publia dans la *Gazette des Hôpitaux* (1851)
deux observations où l'on voit l'influence fâcheuse de la
grossesse sur la phthisie.

M. Huguier présenta le 30 mars 1830 à la Société
anatomique l'observation d'une femme phthisique qui fut
prise à sept mois et demi de la gestation d'une hémoptysie
foudroyante. Huguier fit l'opération césarienne *post-mortem*
et retira un beau garçon. Dans la thèse de Pacull (1865),
p. 21 il est dit : « M. Guéniot nous a communiqué un fait
semblable. »

Plusieurs thèses ont été soutenues sur la question qui
nous occupe ; ainsi à MM. Lasègue (1), Caillot (2),

---

1. Lasègue, *De l'influence de la grossesse et de l'état puerpéral sur la marche de
la phthisie pulmonaire*, Thèse de Paris 1856.

2. Caillot, *De l'influence de la grossesse et de l'état puerpéral sur la marche de
la phthisie pulmonaire*. Thsèe de Paris 1858.

Bahuaud (1), Pacull (2), Caresme (3), Delsouiller (4), elle
a servi de sujet de thèse inaugurale. J'ai pris à ces auteurs
leurs principales observations personnelles. Je donne plus
loin un résumé de chaque observation ; ainsi on en trouvera une, de Lasègue; cinq, de Caillot ; huit, de Bahuaud ;
deux, de Pacull ; vingt-trois, de Caresme ; sept, de Delsouiller.

Un des travaux les plus importants sans contredit est
celui de M. Bourgeois (de Tourcoing) publié dans les mé-
moires de l'Académie de Médecine t. XXV. 1861 , intitulé : *De l'influence des maladies de la femme pendant la
grossesse sur la constitution et la santé de l'enfant.* Nous
transcrirons les passages qui se rapportent à notre sujet.

« Mes observations portent sur 115 femmes tuberculeuses ou prédisposées aux tubercules par hérédité prononc-
cée ou autres causes. J'ai choisi seulement les cas où la
santé de l'autre conjoint était habituellement bonne et
paraissait exempte de diathèse.

« 1° Sur 115 femmes, 32 étaient seulement, lors de
« leurs grossesses, ou atteintes des premiers symptômes de
« la phthisie ou prédisposées par hérédité ou idiosyncrasie
« constitutionnelle. Or, 7 d'entre elles ont eu ensemble 18
« fausses couches ; ensemble elles ont mis au monde 96

1. Bahuaud, *De l'influence de la grossesse et de l'accouchement sur le développement et la marche de la phthisie pulmonaire.* Thèse de Paris 1863.

2. Pacull, *Essai sur les rapports réciproques de la grossesse et de la phthisie.*
Thèse de Paris, 1865.

3. Caresme. *Recherches cliniques relatives à l'influence de la grossesse sur la
phthisie pulmonaire.* Thèse de Paris 1866.

4. Delsouiller. *Essai sur l'influence de la grossesse et de l'allaitement sur la
phthisie pulmonaire.* Thèse de Paris, 1866.

« enfants à terme, vivants. Sur ce nombre d'enfants, un
« peu plus d'un tiers (36) ont présenté tous les signes
« d'une bonne santé ; quelques enfants cependant sont
« morts en bas âge de maladies accidentelles ou épidémi-
« ques, indépendantes de la diathèse. Les autres (60) ont
« été généralement atteints de scrofule plus ou moins
« marquée ; 22 de ces derniers ont été enlevés d'un à sept
« ans, par suite de maladies tuberculeuses, ou de compli-
« cations diathésiques pendant le cours d'une maladie acci-
« dentelle ou épidémique.

« 2° Sur ces 115 femmes, 92 (y compris quelques-unes
« du premier groupe qui furent plus tard atteintes de phthisie
« confirmée à une autre grossesse) étaient rongées par la
« phthisie pulmonaire au 2me degré et même réduites au
« marasme. Or, 24 d'entre elles ont eu ensemble 27 faus-
« ses couches, 6 accouchements prématurés ; ensemble
« elles ont mis au monde 69 enfants à terme et vivants.
« Sur ce nombre d'enfants, un quart (19) seulement ont
« présenté tous les signes d'une bonne santé. Quelques-uns
« sont cependant morts en bas âge par maladie acciden-
« telle ou épidémique. Les autres (50) étaient d'une
« constitution délicate, d'un tempérament lymphatique
« exagéré, et furent atteints de scrofule plus ou moins mar-
« quée ; et 21 de cette catégorie ont été enlevés par la
« tuberculisation spontanée ou venant compliquer une
« affection accidentelle ou épidémique. »

En 1867, apparut l'excellent ouvrage sur la phthisie
pulmonaire de MM. Hérard et Cornil, agrégés à la Faculté
de Médecine.

Mon savant maître, M. Hérard, s'est occupé avec un soin

spécial de la partie qui se rapporte à l'influence de la grossesse, de l'accouchement et de la lactation sur la marche de la phthisie pulmonaire. J'y ai puisé un grand nombre de renseignements, surtout pour l'historique de la question qui nulle part n'est mieux faite que dans son ouvrage.

Je citerai quelques conclusions de M. Hérard : « Nous « avons rencontré un certain nombre de femmes chez les- « quelles la maladie a débuté pendant le cours de la gros- « sesse et d'autres chez lesquelles la grossesse a été « postérieure au développement de la phthisie. Chez ces « dernières, généralement, surtout quand existait la pré- « disposition héréditaire ou encore lorsque la malade avait « été soumise à des causes débilitantes, l'affection a suivi « sa marche ordinaire, plutôt rapide que ralentie. » Je suis complétement de l'avis de mon maître pour ce qui se rapporte à ces dernières femmes.

« Dans la grande majorité des cas. la grossesse, loin « d'enrayer la phthisie pulmonaire, accélère au contraire « sa marche. Mais il faut reconnaître aussi que quelquefois « la maladie n'est influencée ni en bien ni en mal, et que « même dans un petit nombre de cas les symptômes sont « manifestement arrêtés. Le plus souvent l'accouchement « exerce une influence funeste sur la marche de la phthi- « sie ; quelquefois cette influence est nulle ; très-rarement « elle est favorable. La différence des résultats tient sur- « tout à l'état plus ou moins avancé de la maladie. »

D'après M. Pidoux, *Études générales et pratiques sur la phthisie,* deuxième édition, « il faut diviser la grossesse en « deux périodes. La première qui s'étend de la conception « jusque vers le milieu de la gestation et même un peu plus

« tôt ; la seconde qui s'étend du quatrième mois, au plus
« tard, jusqu'à l'accouchement.

« J'ai un grand nombre d'observations d'où il résulte
« que pendant les premiers mois de la grossesse, période
« de concentration et de spasme, la phthisie est enrayée et
« muette. J'appelle cette période, la période nerveuse ou
« hystérico-hypochondriaque de la gestation. Elle exerce
« sur la phthisie une influence tout-à-fait analogue à celle
« des névroses ; elle la suspend, ou tout au moins elle en
« enchaîne les symptômes ; tout le cortége du *tabes* tuber-
« culeux s'immobilise et se tait souvent pendant la période
« névro-pathologique de la grossesse.

« Pendant la seconde période de la grossesse, période
« expansive et vasculaire, caractérisée par une direction
« opposée des mouvements fluxionnaires, la femme devient
« moins hystérique et moins hypochondriaque, l'élément
« vasculo-sanguin reprend son empire sur l'élément ner-
« veux, les congestions se raniment, les tubercules pulmo-
« naires sortent de leur torpeur et reprennent leur évolu-
« tion sub-inflammatoire quelque temps engourdie.

« Il n'est pas rare de voir pendant la seconde moitié
« de la grossesse les symptômes de la phthisie, latente
« jusque-là, se réveiller et retrouver une activité plus
« grande qu'avant la grossesse. Généralement aussi, un
« certain temps d'arrêt ou tout au moins de rémission se
« marque dans les deux dernières semaines de la gros-
« sesse. Cette rémission se maintient et s'accroît même
« pendant les couches, c'est-à-dire, jusqu'à l'époque où
« l'utérus, dégorgé et réduit se replace dans le petit bassin
« et n'est plus senti au-dessus de l'arcade des pubis.

D'après M. Pidoux : « rarement, la tuberculose naît
« pendant la grossesse, à quelque époque que ce soit du
« cours de celle-ci. Presque toujours elle préexistait, ou
« bien elle se développe ultérieurement. » Mais alors,
comment expliquerons-nous, les cas des femmes qui
n'avaient jamais toussé, qui avaient une bonne santé habituelle et chez qui les premiers symptômes de la tuberculose
ont fait leur apparition pendant la première moitié de la
grossesse (18) ou pendant la deuxième (29) ? On peut
avoir des tubercules à l'état latent, mais je crois qu'en général ils doivent se manifester par quelques symptômes ;
au moins une petite toux sèche, un peu d'amaigrissement ;
dans nos observations nous avons cherché à préciser le début
de ces symptômes, nos malades ne les ont accusés pour la
première fois que pendant la grossesse.

Nous croyons que ces femmes étaient prédisposées par
hérédité ou autre cause et que sous l'influence de la gestation, fonction qui est si fatigante et qui use l'économie
entière, une poussée tuberculeuse s'est faite vers un des
organes des plus prédisposés à devenir malade pendant la
grossesse.

Ayant interrogé un grand nombre de femmes enceintes
dans les principaux services hospitaliers, j'ai été frappé du
nombre considérable de femmes qui avaient toussé ou qui
toussaient pendant la gestation, j'ai tenu compte de la sai-
son et de la fréquence des rhumes chez tout le monde.
Chez ces femmes on ne constatait rien d'anormal aux sommets des poumons.

M. Pidoux dit à la page 323. « Le travail de la gestation

et de la puerpéralité peut hâter ce développement ultérieur (de la tuberculose) à moins que la femme n'allaite, condition qui retarde la naissance de la phthisie ; pourvu que l'allaitement ne soit pas excessif, exténuant, et ne constitue pas une sorte de galactorrhée, de diabète laiteux. »

Sur cette question de l'allaitement, je donne à la fin de cette thèse quelques renseignements.

II

Cas dans lesquels la toux a précédé la grossesse chez des femmes ayant des antécédents héréditaires tuberculeux.

OBSERVATIONS 1 A 10.

Obs. 1 *(personnelle)*. — Marouty Marie, 19 ans, célibataire, domestique, née à Montignac (Dordogne), est entrée le 9 février 1875 à la Pitié dans le service de M. Gallard, Salle du Rosaire, n° 13.

Menstruation à 12 ans, régulière jusqu'à 15, dysménorrhée à partir de cette époque ; depuis six ans elle s'enrhumait les hivers, et chaque fois elle était prise d'une toux sèche qui persistait pendant plusieurs semaines ; crachats avec quelques filets de sang ; épistaxis fréquentes, plus abondantes lorsqu'une époque menstruelle retardait ou manquait. Elle est à Paris depuis l'âge de 15 ans, où elle a travaillé pendant 3 ans dans une tapisserie ; à 17 ans bronchite pour laquelle elle dut garder le lit pendant un mois ; le médecin conseilla des grandes précautions, ordonna de l'huile de foie de morue et un régime tonique et reconstituant. Quelque temps après cette première bronchite, lorsqu'elle se fatiguait elle était prise d'un accès de toux et rendait des crachats sanguinolents noirâtres.

Son père et sa mère vivent encore, le premier âgé de 66 ans, la deuxième de 64 ; à sa connaissance ils n'ont jamais toussé ; elle a des frères âgés l'un de 15 ans, l'autre de 29 qui sont bien portants, et qui ne toussent pas ; mais deux de ses cousines sont mortes poitrinaires.

L'état de la santé de notre malade était à peu près le même lorsqu'elle devint enceinte vers le mois de juin 1874 ; elle remarqua alors à sa grande surprise que malgré l'été, loin de diminuer comme les autres années, la toux devenait fréquente, qu'elle crachait souvent des filets de sang; enfin elle fut prise de petits frissons le soir; quelque temps après elle eut la fièvre la nuit; à 4 mois, alors qu'elle avait la certitude d'être enceinte, à la suite d'une contrariété, elle eut une forte hémoptysie, qui se répéta pendant 4 jours. — Pendant sa grossesse, elle était bien nourrie, mais mal chauffée au commencement de l'hiver.

A 7 mois, elle était si malade à cause de sa toux et des oppressions, qu'elle dut entrer à l'hôpital où elle resta trois semaines; on l'envoya au Vésinet; mais arrivée là, elle toussait si fréquemment que le directeur lui conseilla de rentrer à Paris, et c'est alors qu'elle entra à la Pitié, douze jours après, le 21 février, je pus l'examiner.

C'est une jeune femme pâle, amaigrie, à pommettes injectées, qui se plaint d'une toux pénible la nuit, laquelle toux l'empêche de dormir; elle se plaint aussi d'une douleur entre les épaules, de fièvre la nuit et de transpirations nocturnes qui l'épuisent; pas de vomissements pendant la grossesse, pas de diarrhée, elle a des palpitations fréquentes; les signes physiques nous font constater de la submatité dans la fosse sous-claviculaire gauche; respiration saccadée, expiration prolongée et soufflante; dans la fosse sus-épineuse du même côté matité, la percussion détermine de la douleur; souffle bronchique, quelques craquements, branchophonie; dans la fosse sous-claviculaire droite les signes sont à peu près les mêmes qu'à gauche, dans la fosse sus-épineuse droite matité, souffle caverneux, frottements. L'enfant était vivant.

A mesure que le moment de l'accouchement approchait, l'état général empirait sous l'influence d'une toux de plus en plus fatigante qui la faisait souvent cracher un peu de sang; enfin le moment du travail arrive, et l'accouchement se fait à terme le 15 mars en peu de temps pour une primipare, les couches n'ont présenté rien à noter; elle allaitait son enfant. Après l'accouchement un léger amendement dans l'état général fut constaté; mais peu de jours après, la toux revenait fréquente : la lésion pulmonaire avait fait des progrès. Cinq semaines après l'accouchement elle quittait le service, donnant encore le sein à son enfant qui était bien développé, et avait l'air de se bien porter; l'enfant devait être envoyé en nourrice ; mais la mère qui, lors de son entrée à l'hôpital, n'avait que des signes d'induration pulmonaire, avait une caverne au sommet droit en arrière et une autre au sommet gauche en avant.

Voici une jeune femme qui présentait depuis plusieurs années des signes rationnels de phthisie pulmonaire, qui devint enceinte; la maladie se dessine davantage, les symptômes augmentent pendant tout le cours de la grossesse, ils s'aggravent aux derniers jours, et alors on constatait des signes d'induration limitée aux sommets; le travail arrive à terme, l'accouchement se fait bien, en peu de temps, l'enfant est vivant et bien portant, sa mère l'allaite; elle éprouve d'abord un certain soulagement, mais les symptômes réapparaissent, la lésion pulmonaire marche, et cinq semaines après l'accouchement, on constatait déjà deux cavernes pulmonaires; l'enfant se portait bien, il devait aller en nourrice.

Cette femme n'avait jamais éprouvé de privations, mais elle appartenait à une famille de phthisiques. Elle commença à s'enrhumer les hivers à l'époque de sa première menstruation, qui ne fut régulière que pendant les trois premières années, elle présentait depuis longtemps des signes d'une phthisie lente, et il fallut une grossesse pour donner un coup de fouet à sa diathèse. Le médecin doit tenir présents à son esprit les faits comme celui-ci, lorsqu'il sera consulté sur les avantages ou les inconvénients d'un mariage chez une jeune fille qui tousse depuis plusieurs années. Dans ce cas, la tuberculose pulmonaire suit une marche lente; c'est seulement alors, si on place la patiente dans de bonnes conditions, et qu'on ne la soumette à aucune cause débilitante, telle qu'une grossesse que le médecin peut compter avec une longue carrière, tandis que s'il permet le mariage et qu'ensuite il y ait conception, on est à peu près certain de faire éclater la maladie.

Obs. 2 (*personnelle*). — Lafaix Marie, 26 ans, couturière, célibataire, Parisienne, est entrée le 15 décembre 1874 à la Pitié dans le service de M. Gallard, salle du Rosaire n° 13.

Son père est emphysémateux, il est âgé de 62 ans; sa mère s'enrhume facilement, elle a 58 ans, elle a une sœur poitrinaire, elle ne se connaît pas d'autres parents.

Réglée à 12 ans, pendant huit jours chaque mois; elle avait des fleurs blanches dans l'intervalle. Elle dit n'avoir jamais été malade, seulement elle s'enrhumait tous les hivers et depuis plusieurs années, elle toussait toujours un peu, la toux était sèche. Il y a quinze mois, elle devint enceinte pour la première fois, la grossesse s'est bien passée pendant les six premiers mois; elle n'a eu à souffrir d'aucune sorte de privations; son logement était un peu humide, mais elle n'a jamais eu de misère, elle n'a pas été forcée de cacher sa grossesse; sa toux continua sans paraître influencée pendant les six premiers mois, mais à partir de cette époque, elle devint plus fréquente, et elle commença à cracher; cette femme arriva jusqu'à terme, seulement aux derniers temps la toux était si fréquente qu'elle ne pouvait plus dormir, elle étouffait par moments; l'accouchement eut lieu facilement, les couches et ses suites furent normales, l'enfant qui était bien développé, fut envoyé en nourrice, où il est mort à 4 mois; pendant la première quinzaine, les accidents thoraciques continuèrent sans amendement; après ce délai, légère amélioration pendant deux mois; les règles revinrent au bout de six semaines; ensuite, la toux devint plus fréquente, plus gênante, la femme se réveillait en sueur; dans la soirée elle était prise d'une fièvre qui disparaissait le matin, puis elle a eu à deux reprises différentes la diarrhée; cet état se prolongeant sans amélioration, elle entra à l'hôpital, et je l'examinai le 20 décembre 1874, six mois après l'accouchement. Amaigrissement, dépressions sous-claviculaires sus-épineuses et temporales, fièvre, toux fréquente, sueurs très-abondantes la nuit, (on la change deux fois de chemise), crachats abondants, jaunâtres, alternatives de constipation et de diarrhée, pas de crachats sanguinolents, ni d'hémoptysies.

Fosse sus-épineuse droite : matité, respiration soufflante, des râles fins, retentissement de la voix ; fosse sous-claviculaire droite : matité, souffle caverneux, frottements.

Fosse sus-épineuse gauche : matité, expiration prolongée; fosse sous-claviculaire gauche : submatité, expiration soufflante.

Après 15 jours de repos, elle est partie à peu près dans le même état.

Cette femme appartenait à une famille de phthisiques, elle n'avait pas eu de maladie sérieuse, mais elle s'enrhumait les hivers et toussait toujours un peu, elle devint enceinte ; dans les six premiers mois, la diathèse ne paraît pas influencée, mais au bout de ce temps, la toux augmente et la malade commence à cracher ; aux derniers temps, la toux était plus fréquente ; l'accouchement se fait à terme et facilement, les couches et ses suites sont heureuses ; l'enfant, bien portant, fut envoyé en nourrice, où il est mort à 4 mois. Pendant la première quinzaine qui suivit l'accouchement, la toux resta stationnaire ; après ce temps, amendement pendant 2 mois, puis nouvelle aggravation, et six mois après l'accouchement on constatait des signes de tuberculose pulmonaire au deuxième degré.

Dans cette observation, nous voyons encore une femme toussant souvent, s'enrhumant les hivers jusqu'à l'âge de 25 ans, ne tomber sérieusement malade de la poitrine qu'à la 2me moitié d'une grossesse régulière, et surtout après l'accouchement sans qu'il y ait eu d'allaitement.

Obs. 3 (*personnelle*). — Canton Julia, 18 ans, fleuriste, née à Mormant (Seine-et-Oise), entrée le 12 octobre 1875 à la clinique dans le service de M. le professeur Depaul, lit n° 12.

Son père est mort à l'âge de 49 ans d'un chaud et froid qui dura longtemps, sa mère d'une maladie de cœur à 47 ans, une sœur est morte de convulsions, un frère est mort à l'âge de 17 ans, poitrinaire. Elle n'a marché qu'à l'âge de 5 ans, elle a été nouée, elle porte une déformation de la colonne, une cyphose à sa partie inférieure et un rétrécissement léger du diamètre transverse du détroit inférieur du bassin; à 11 ans elle eut la rougeole; à 12 ans elle vint à Paris; à 13 ans première menstruation, elle était régulière et durait 8 jours; elle s'enrhumait souvent, et elle a toujours toussé; à 14 ans, première hémoptysie, trois mois après une deuxième, à 17 ans elle toussait beaucoup, crachait en abondance, se réveillait la nuit pour expectorer, avait souvent des sueurs nocturnes, des frissons et la fièvre, l'appétit était bon, elle avait le nécessaire pour se nourrir convenablement; à 17 ans, elle eut une forte hémoptysie; peu de temps après, au mois de février 1875, elle devint enceinte, et tout de suite elle remarqua que la toux était moins fréquente pendant la nuit et qu'elle crachait moins — au commencement de la grossesse elle était jaune, s'essoufflait facilement en montant les escaliers, mais la toux était moins fréquente — elle eut des nausées et pas de vomissements — l'amélioration du début n'a fait que s'accentuer, de telle sorte qu'aujourd'hui 24 octobre 1875, à peu près à huit mois et demi de sa grossesse, elle ne tousse plus la nuit et peu le jour, la toux ne vient plus de la poitrine, mais de la gorge, elle n'a pas de crachoir, et elle m'a dit qu'avant sa grossesse, elle n'aurait pas pu rester sans en avoir un; malgré cette amélioration accusée par la malade, je constate qu'elle a un mouvement fébrile qui ne la quitte pas (je l'ai examinée à plusieurs reprises). Elle est très-maigre, et elle dit, que ce n'est que depuis peu de temps, qu'elle est dans cet état de maigreur. Fosse sous-claviculaire gauche : matité, souffle amphorique, retentissement éclatant de la toux, quelques craquements superficiels; fosse sus-épineuse gauche : matité, respiration soufflante, râles sous-crépitants — frottements à la base.

Fosse sus-épineuse droite : submatité, expiration prolongée, râles fins ; fosse sous-claviculaire : faiblesse du murmure vésiculaire.

Elle accouche le 5 novembre, l'accouchement est un peu long, il ne faut pas oublier qu'elle avait un rétrécissement du diamètre transverse du détroit inférieur, l'enfant est assez bien développé, il est parti en nourrice ; pendant les 10 premiers jours les symptômes de la poitrine restèrent tels qu'ils étaient avant l'accouchement; montée de lait très-faible; le 15 novembre, la toux devenait plus fréquente, la réveillait la nuit, et elle recommençait à cracher ; vingt-cinq jours après l'accouchement, elle quittait l'hôpital sans que son dernier état eût paru s'améliorer, mais au contraire, elle avait la fièvre, qui ne la quittait plus.

Voici une observation intéressante : une jeune fille, appartenant à une famille de phthisiques, rachitique, présentant les signes rationnels de la phthisie, devient enceinte ; tous les symptômes diminuent d'intensité, il y a une grande amélioration ; à huit mois et demi, on constate des signes de caverne pulmonaire, l'accouchement se fait à terme, l'enfant est vivant et bien portant, il part en nourrice ; pendant 10 jours l'amendement observé durant la grossesse continue ; mais au bout de ce temps, le tableau symptomatique reparaît, et elle quitte l'hôpital 25 jours après l'accouchement, sans que les symptômes aient l'air de vouloir s'amender ; il est à peu près certain que peu de temps après elle a dû entrer à l'hôpital, peut-être pour ne plus en sortir.

Obs. 4 (*personnelle*) — Maechler Madeleine, 29 ans, cuisinière (Bas-Rhin), célibataire, est entrée le 28 septembre 1875 à la Charité, service de M. Bourdon, salle Saint-Basile.

Son père et sa mère sont vivants, ils ne toussent pas, elle n'a pas eu de frères ni de sœurs, une tante est morte poitrinaire. Ses règles ne sont venues qu'à l'âge de 19 ans, sa menstruation a toujours été irrégulière, elle s'enrhumait tous les hivers, et toussait d'ordinaire toujours un peu, jamais d'hémoptysie — elle devint enceinte vers la fin du mois de décembre 1874, la gestation a été très-bonne, elle n'a eu aucune souffrance, ni privations, ni vomissements ; elle remarqua, que sa toux avait diminué, l'accouchement se fit sans aucune entrave, le 28 septembre 1875, à la Charité. Elle allaita son enfant pendant les premiers jours, mais il ne vécut que 15 jours. Quelques jours après l'accouchement, la toux devint plus fréquente, et d'après son récit, et les signes que l'on constatait encore à la base du poumon droit, elle paraissait avoir eu une pleurésie, probablement tuberculeuse. Aujourd'hui 3 novembre 1875, cinq semaines après l'accouchement, la face est vultueuse, les jambes sont œdématiées, elle remplit un crachoir de crachats jaunes, épais, nummulaires, tousse beaucoup la nuit, ce qui l'empêche de dormir, elle a toujours froid.

Fosse sous-claviculaire droite : matité, souffle caverneux, râles sous-crépitants, pectoriloquie ; fosse sous-épineuse: matité souffle et râles ; à la base : submatité et frottements.

Fosse sous-claviculaire gauche : submatité, respiration saccadée, expiration prolongée ; fosse sus-épineuse : matité, expiration prolongée soufflante, bronchophonie.

Voici une femme présentant des antécédents héréditaires tuberculeux, ayant été réglée tard, s'enrhumant souvent et toussant toujours un peu, qui devient enceinte à l'âge de 28 ans, qui a une bonne gestation ; la toux diminue pendant la grossesse ; l'accouchement est normal, les suites bonnes ; elle allaite son enfant pendant 15 jours, époque à laquelle il meurt ; quelques jours après l'accouchement, elle est prise de toux, et d'une pleurésie probablement tuberculeuse, et cinq semaines après l'accouchement cette femme est cachectique, et l'on constate des signes de caverne pulmonaire au sommet droit. C'est encore ici la grossesse qui a fait éclater la diathèse, qui jusqu'alors ne se traduisait que par une prédisposition pour l'appareil respiratoire.

Obs. 5. (*personnelle*). — Amée Anna — 21 ans, couturière, née à Reims, est entrée le 29 octobre 1875 à la Charité, service de M. Bourdon, salle Sainte Julie n° 10.

De 13 à 18 ans, souffrances hypogastriques pour l'établissement régulier de la menstruation ; elle s'enrhumait les hivers, et toussait toujours un peu, plusieurs fois elle a craché du sang en abondance. Elle n'a pas eu d'autres maladies. Sa mère est morte poitrinaire à l'âge de 33 ans ; son père vit encore ; elle a un frère âgé de 17 ans qui ne tousse pas, et deux tantes qui sont mortes poitrinaires. Elle eut ses dernières règles le 8 janvier 1875 ; sa toux qui jusqu'à ce moment ne l'avait jamais gênée, devint plus fréquente ; au commencement du mois de mars elle était devenue si fréquente qu'elle n'avait plus de forces, les quintes déterminaient des vomissements alimentaires, elle eut plus tard la fièvre, puis elle se mit à cracher, et à plusieurs reprises elle cracha du sang tout pur ; elle fut forcée de garder le lit jusqu'au sixième mois, elle étouffait tellement par moments, qu'elle croyait qu'elle allait mourir ; pendant tout ce temps, elle avait à peu près ce qu'il faut pour avoir une hygiène convenable ; à partir du cinquième mois, on observe un léger amendement, au sixième mois le mieux se maintint, elle pouvait se lever, seulement l'appétit n'était pas venu ; — pendant le neuvième mois, elle toussait peu ; enfin, le travail arriva et la femme accoucha en peu de temps à la Maternité d'une fille qui pesait 3000 grammes ; elle quitta cet hospice dix jours après l'accouchement, le 27 octobre ; elle allaitait son enfant ; deux jours après sa sortie de l'hôpital, elle entrait à la Charité pour un engorgement du sein gauche.

J'examinai la malade, le 5 novembre, 18 jours après l'accouchement ; depuis quatre jours la toux était devenue fréquente, elle était accompagnée de petits crachats ; l'enfant était petit, maigre, avait la diarrhée, et le facies d'un vieillard, il ne vivra pas. Les signes physiques constatés chez la mère sont les suivants : fosse sous-claviculaire gauche : matité, expiration prolongée, un peu soufflante ; fosse sus-épineuse submatité ; expiration prolongée, quelques craquements ; au sommet droit, la sonorité est à peu près normale, on entend à peine le murmure vésiculaire.

Voici une femme, appartenant à une famille de phthisiques, ayant toujours toussé et craché du sang, et chez qui la menstruation s'est établie avec difficulté ; devenue enceinte, tout de suite après, il y a une aggravation dans les symptômes ; signes rationnels de phthisie, cet état se maintient pendant six mois, puis il survient un amendement ; l'amélioration, se dessine de plus en plus, enfin la femme tousse peu pendant le dernier mois ; l'accouchement se fait facilement, l'enfant pèse 3000 grammes ; pendant les dix premiers jours elle tousse aussi peu que pendant le neuvième mois ; douze jours après l'accouchement, un engorgement du sein se déclare, elle recommence à tousser ; l'enfant ne peut plus prendre le sein que d'un côté, il est pris de diarrhée, et dix-huit jours après sa naissance, on pouvait pronostiquer une issue fatale ; alors la mère présentait des signes d'induration, limitée aux sommets des poumons. — Si cette femme était placée dans des bonnes conditions hygiéniques et si elle ne subissait plus une nouvelle grossesse, elle pourrait guérir.

Obs. 6 (*personnelle*). — Montier Zélia, 22 ans, couturière, née à Margival, (Aisne) est entrée le 30 octobre 1875 à Necker, dans le service de M. le professeur Chauffard, salle Sainte-Cécile n° 56.

Son père est vivant, il ne tousse pas, sa mère est morte de pertes ; elle a un frère qui a une bronchite chronique, et qui est très-maigre. Réglée à 13 ans et demi, la menstruation a toujours été régulière, elle s'enrhumait tous les hivers et toussait toujours un peu ; elle n'a pas eu d'autres maladies; elle est à Paris depuis un an, peu de jours après son arrivée, elle eut froid et gagna une bronchite qui dura plus d'un mois. Au mois de février 1875, elle devint enceinte, la grossesse a été normale, elle n'a pas vomi ; pendant les premiers mois, elle n'a pas toussé ; dans les trois derniers mois elle était très-fatiguée et souffrait beaucoup du bas-ventre ; vers le neuvième mois elle fut prise d'une toux qui augmenta jusqu'au jour de l'accouchement, qui eut lieu le premier novembre à Necker, et qui ne présenta rien à noter, l'enfant était bien développé.

Dix jours après l'accouchement, elle se trouvait dans l'état suivant : la toux, qui était très-fréquente dans les derniers jours de la grossesse, n'a pas diminué après l'accouchement, elle rendait des crachats jaunâtres spumeux, elle avait la fièvre pendant la nuit, et lorsqu'elle se réveillait elle constatait que son front était mouillé de sueur, elle n'avait pas d'appétit, constipation, pas de souffrance du côté des organes génitaux, pas d'hémoptysie, l'enfant est bien portant, il tète, et doit partir en nourrice — Depuis deux jours la malade tousse moins.

Fosse sous-claviculaire droite : submatité, expiration prolongée ; fosse sus-épineuse : matité, souffle, retentissement de la voix, quelques râles fins.

Fosse sous-claviculaire gauche : matité, expiration prolongée, soufflante ; fosse sus-épineuse : faiblesse du murmure vésiculaire.

Voici une femme dont le frère est probablement phthisique ; elle s'enrhumait tous les hivers et toussait souvent ; il y a un an elle a eu une bronchite qui dura plus d'un mois ; ceci nous prouve qu'elle a une prédisposition pour les maladies de la poitrine, elle s'est rétablie de sa bronchite. Elle devient enceinte, la grossesse est normale ; elle ne se met à tousser que vers le dernier mois, mais aux derniers jours, la toux était très-forte ; l'accouchement fut normal, l'enfant était bien développé, et la mère l'allaitait ; dix jours après l'accouchement, la toux n'avait pas encore diminué, et elle présentait des signes rationnels et physiques de tuberculose pulmonaire au premier degré. Dans cette observation c'est encore la grossesse, qui a déterminé une poussée tuberculeuse, là où il n'y avait qu'une prédisposition.

Obs. 7 (*personnelle*). — Au mois de juillet 1875, j'étais à Saint-Gobain où je remplaçais un médecin, et là j'eus l'occasion de traiter une jeune femme âgée de 20 ans, mariée depuis un an, qui disait avoir été toujours bien réglée, et avoir toujours toussé un peu; ses antécédents héréditaires étaient suspects, sa mère était morte d'une maladie, qui, d'après ce qu'on m'a raconté, était la phthisie. Cette dame me consultait, parce qu'elle avait éprouvé une aggravation dans sa maladie habituelle, et ceci coïncidait avec l'arrêt d'une époque menstruelle ; elle toussait beaucoup, rendait des crachats qui contenaient des filets de sang, et se réveillait le front couvert de sueur, se plaignait d'une douleur qui siégeait entre les épaules, et d'une certaine sensibilité sous la clavicule gauche; enfin elle avait le facies des phthisiques.

Je procédai à l'examen de la poitrine, et je constatai de la matité dans la fosse sous-claviculaire gauche, de l'expiration prolongée et soufflante, des petits râles profonds et de légers frottements — dans la fosse sus-épineuse : submatité, respiration saccadée et faible — au sommet droit, il n'y avait que de la submatité, de l'expiration prolongée et des craquements superficiels.

L'aggravation s'est maintenue pendant un mois, puis la malade toussait moins; deux mois après elle toussait moins qu'avant l'arrêt des règles, mais alors les soupçons qu'on avait eus sur la possibilité d'une grossesse, se confirmèrent ; lorsque je quittais Saint-Gobain, trois mois après mon arrivée, elle était enceinte de quatre mois et demi, elle ne toussait plus ; elle était très-contente de mon traitement, elle disait que depuis longtemps, elle n'avait été si bien de la poitrine, mais moi, qui examinais souvent sa poitrine, je constatais que la lésion, si elle ne progressait pas, ne rétrogradait pas non plus, et je craignais **le dénouement.**

Cette observation est très-intéressante, bien qu'elle ait le défaut d'être incomplète, mais elle présente un grand enseignement. Une jeune femme avec des antécédents héréditaires tuberculeux, ayant toujours toussé un peu, ayant consulté plusieurs fois le médecin, pour sa poitrine, devient enceinte ; tout de suite après, aggravation et, l'on constate des signes rationnels et physiques de tuberculose pulmonaires au premier degré : un mois après elle va un peu mieux, au quatrième mois de la gestation, elle disait ne s'être jamais mieux trouvée ; mais la lésion pulmonaire que j'avais constatée lors de mon premier examen, persistait encore, quoique silencieuse ; cette lésion va-t-elle se réveiller ? Je crois que dans les derniers moments de la grossesse, ou peu de temps après l'accouchement, la maladie prendra une marche rapide.

Obs. 8. — M. Hervieux a publié dans la *Gazette médicale* de 1847 une observation dont voici le résumé :

Classe Appoline.—22 ans, passementière, était couchée à l'hôpital de la Charité dans le service de M. Rayer.

Dans sa famille il y a eu des phthisiques, à l'époque de la puberté plusieurs hémoptysies ; avant la grossesse, signes rationnels de phthisie pulmonaire ; pendant la gestation les symptômes continuent et se compliquent vers le septième mois d'une pleurésie, il se développe un tableau symptomatique grave, caractérisé par des accès de suffocation au milieu desquels elle est prise des douleurs de l'accouchement, elle accouche à 8 mois d'un enfant petit, viable ; les symptômes offerts par la mère s'aggravent, et elle meurt deux jours après l'accouchement, — l'autopsie fit constater des cavernes au sommet des poumons ; l'enfant est mort un jour après la mère.

Obs. 9 (La vingtième de la thèse de Caresme).—Age 33 ans, domestique, lymphatique, mauvaise hygiène, hérédité, bonne santé avant

20 ans, excepté les maladies de l'enfance ; toux et point de côté à la suite d'un refroidissement ; cet état durait depuis trois mois, lorsqu'elle devint enceinte ; la toux augmente dès le commencement de la gestation, pendant tout son cours, et jusqu'au retour des couches ; elle accoucha de deux jumeaux qui ne vécurent que quelques heures ; à partir du retour des couches, il s'est passé six mois, pendant lesquels il y eut une certaine amélioration. — Mais après ce temps, aggravations, hémoptysies, et un an et demi après l'accouchement, après des alternatives d'amélioration et d'aggravation, on constatait des signes de tuberculose pulmonaire, au deuxième degré.

O bs. 10 (La vingt-deuxième de Caresme).—Age 21 ans, hérédité, lymphatisme, maladies nombreuses, mauvaise hygiène, toux, hémoptysies, de 17 à 20 ans toux constante, à 20 ans conception. Pendant les quatre premiers mois, la toux continuait sans paraître influencée, mais à partir du cinquième mois, il y a eu une augmentation de la toux, et plusieurs hémoptysies ; après l'accouchement, péritonite qui dura 23 jours ; après la péritonite, la toux devint plus fréquente, l'oppression était considérable, la toux déterminait des nausées, des vomissements ; des signes rationnels de phthisie se présentent ; et 6 mois après l'accouchement on pouvait constater des signes rationnels et physiques de phthisie pulmonaire au deuxième degré.

L'observation n'indique pas le sort de l'enfant.

Dans les 10 premières observations nous trouvons qu'il y a des antécédents héréditaires tuberculeux.

Ces femmes s'enrhumaient pendant les hivers, et toussaient depuis un temps plus ou moins long, lorsqu'elles sont devenues enceintes.

Chez deux de ces femmes, l'on a observé les signes qui se manifestent au début de la phthisie pulmonaire (observations 1, 5), les malades des obs. 3 et 8, accusaient des symptômes de phthisie déjà un peu avancée.

La maladie ne paraît pas influencée pendant un cer tain

temps : dans l'obs. 2, pendant les 6 premiers mois ; dans l'obs. 6, pendant les 8 premiers mois ; dans l'obs. 8, pendant les 7 premiers mois ; dans l'obs. 10, pendant les 4 premiers mois ; mais chez ces mêmes malades, leur maladie s'est aggravée dans les mois suivants de la gestation.

On a observé un amendement plus ou mois marqué des symptômes dans les observations 3 et 4, pendant tout le cours de la gestation ; dans l'obs. 5 à partir du cinquième mois, et dans l'obs. 7, qui ne va pas au-delà de quatre mois et demi, un amendement à partir du commencement du troisième mois.

Il y a eu aggravation pendant la grossesse : dans l'obs. 5, pendant les 5 premiers mois (dans les mois suivants il y a eu un amendement), dans l'obs. 7, pendant les 2 premiers mois (amendement ensuite), il y a eu aggravation pendant toute la grossesse dans les observations 1 et 9 ; dans cette dernière observation il y a eu des jumeaux, mais c'est justement celle dans laquelle la marche de la phthisie après l'accouchement a été la plus lente ; tandis que dans la première, 5 semaines après l'accouchement on constatait des cavernes pulmonaires.

Chez ces 10 femmes, 9 étaient accouchées depuis un temps plus ou moins long, lorsque l'observation a été prise ; parmi ces 9 femmes, il n'y a qu'une, celle de l'observation 8, qui soit accouchée avant terme, à huit mois ; cette femme est une des quatre qui présentaient des signes rationnels de phthisie avant la grossesse ; elle avait eu de nombreuses hémoptysies et une pleurésie à 7 mois ; la maladie s'était aggravée après l'accouchement, et elle en était morte 2 jours après.

L'accouchement s'est fait chez toutes rapidement, et remarquons qu'elles étaient primipares.

Les suites des couches ont été normales, excepté pour la malade de la dixième observation qui a eu une péritonite.

Les enfants étaient tous vivants, en général bien développés ; il est remarquable de voir des mères très-malades, accoucher facilement en peu de temps, en général à terme., d'enfants qui sont bien développés ; mais ces enfants sont presque toujours plus petits que ceux des femmes non phthisiques, par conséquent, l'accouchement doit être plus facile ; et d'autant plus que chez les phthisiques les résistances offertes par les tissus sont presque nulles.

Il n'y a eu d'allaitement que quatre fois ; — dans l'observation 1re, pendant 5 semaines, époque à laquelle l'observation fut prise ; cette malade est une de celles qui présentaient des signes de début de tuberculose pulmonaire avant la grossesse ; cinq semaines après l'accouchement elle présentait des cavernes pulmonaires, l'enfant devait aller en nourrice. Dans l'observation 4me, pendant 15 jours ; l'enfant est mort au bout de ce temps ; l'allaitement n'aurait pas pu se prolonger, la malade ayant été prise d'une pleurésie ; cinq semaines après l'accouchement elle présentait des signes de caverne pulmonaire. Dans l'observation 5me pendant 18 jours ; l'allaitement n'aurait pas pu se prolonger bien au-delà, car la mère avait un engorgement du sein gauche; et l'enfant ; n'aura pas survécu, car il était bien malade lorsque je l'ai vu ; cette femme qui avait eu des signes de début de tuberculose avant la grossesse, présentait seulement des signes de tuberculose au premier degré, 18 jours après l'accouchement. Dans l'observation 6me pendant dix jours ; l'enfant était encore vivant au bout de ce temps; la mère présentait des signes de tubercules pulmonaires au premier degré, dix jours après l'accouchement.

Il n'y a pas eu d'allaitements dans les observations suivantes : dans la 10me observation la femme eut une péritonite et nous savons que toutes les fois qu'il y a une maladie grave après l'accouchement, la lactation se suspend ou cesse. Dans la 9me observation la femme accoucha de jumeaux qui ne vécurent que quelques heures; probablement la femme n'aurait pas pu les allaiter ; elle avait eu pendant toute la grossesse une aggravation très-marquée, qui s'est prolongée jusqu'au retour des couches. Dans la 8me observation, la femme est morte deux jours après l'accouchement. Dans la 3me observation, l'enfant partit en nourrice, la mère n'aurait pas pu l'allaiter, car elle avait très-peu de lait ; cette femme avait eu des signes de phthisie pulmonaire avant la grossesse; on avait observé un amendement pendant tout son cours ; malgré cela on constatait des cavernes pulmonaires elle avait eu une réapparition des symptômes dix jours après l'accouchement. Dans la 2me observation, il y avait eu une notable aggravation dans les derniers mois de la gestation, qui s'est prolongée pendant la première quinzaine qui a suivi l'accouchement ; l'enfant fut envoyé en nourrice.

De l'étude que je viens de faire, il résulte que c'est seulement chez la femme de la sixième observation que la lactation aurait eu des chances de se prolonger un peu ; (elle s'enrhumait et toussait un peu les hivers; était à Paris depuis un an, et avait eu une bronchite pendant un mois peu de jours après son arrivée ; il y avait eu une aggravation au dernier mois de la gestation, et, dix jours après l'accouchement, elle présentait des signes de tuberculose pulmonaire au premier degré) elle devait envoyer son enfant en nourrice. Par conséquent, sur neuf femmes, il n'y en a pas une seule qui ait fait un allaitement suivi puisque cinq n'ont pas allaité du tout, et quatre n'ont allaité que pendant peu de jours.

Quelle a été la marche des symptômes pulmonaires après l'accouchement ?

Obs. 2.'Roux, rhumes fréquents, dans les six premiers mois de la gestation ; pendant la gestation, toux comme auparavant ; aggravation aux derniers mois, qui continua pendant les 15 jours qui suivirent l'accouchement ; amendement pendant deux mois ; nouvelle aggravation, et six mois après l'accouchement, signes de phthisie au deuxième degré.

Obs. 3. Signes de phthisie confirmée avant la grossesse notable amendement pendant son cours et les dix jours qui ont suivi l'accouchement, alors on a constaté des cavernes pulmonaires.

Obs. 4. Rhumes, toux, disparition de la toux pendant la gestation et peu de jours après ; ensuite pleurésie, et 5 semaines après, signes de cavernes pulmonaires.

Obs. 5. Signes rationnels de début de phthisie avant la grossesse : aggravation pendant les 5 premiers mois de celle-ci ; amendement ensuite qui se maintient pendant les premiers jours qui suivent l'accouchement ; réapparition des symptômes ; et 18 jours après l'accouchement, signes de tuberculose au premier degré.

Obs. 6. Rhumes, toux, qui continue sans que la maladie paraisse influencée pendant les 8 premiers mois de la gestation ; aggravation au neuvième, qui continue 10 jours après l'accouchement ; on constate alors des signes de phthisie au premier degré.

Obs. 8. Signes rationnels de début de phthisie avant la grossesse, qui continuent pendant les 7 premiers mois de la gestation ; alors aggravation, pleurésie, accouchement à 8 mois, cavernes, mort 2 jours après.

Obs. 9. Toux avant la grossesse, aggravation croissante pendant tout son cours, (jumeaux), état qui se prolonge encore pendant 2 mois, amendement pendant 6 mois, et 18 mois après l'accouchement on constate des signes de tuberculose au deuxième degré, il n'y a pas eu d'allaitement.

Obs. 10. Rhumes, toux, celle-ci ne paraît pas influencée pendant les 4 premiers mois de la grossesse ; aggravation pendant le reste, péritonite après l'accouchement ; un mois après l'accouchement, signes de phthisie et 6 mois plus tard on constatait des signes de phthisie au deuxième degré.

Obs. 1. Signes rationnels de début de phthisie avant la grossesse, aggravation pendant tout son cours, signes de phthisie au deuxième degré avant l'accouchement, amendement dans les premiers jours qui suivent l'accouchement puis aggravation, et 5 semaines après la délivrance, signes de cavernes pulmonaires.

De l'exposition que je viens de faire de la marche des symptômes avant la grossesse, pendant et après, il résulte : qu'il y a toujours eu une notable aggravation après l'accouchement. Celui-ci est par lui-même une cause d'épuisement chez toutes les femmes ; il y a une perte considérable de force nerveuse pendant le travail ; la femme perd une quantité plus ou moins considérable de sang, et l'écoulement des lochies vient s'ajouter aux pertes de l'organisme ; la femme s'alimente mal pendant quelque temps ; en ajoutant toutes ces causes d'épuisement à celles que subit la malheureuse phthisique, on pourra se rendre compte de l'influence désastreuse de l'accouchement ; malgré cette influence, il est à souhaiter, car on a observé des amendements plus ou moins prolongés après la délivrance ; d'ailleurs chaque nouveau jour de la gestation chez une femme qui ne se nourrit pas, et qui doit fournir des éléments à l'organisation fœtale, à ses propres dépens, accélère le dépérissement ; souvent la maladie s'arrête pendant quelque temps après un avortement.

Des deux femmes qui présentaient des signes de phthisie confirmée avant la grossesse, l'une a eu un notable amendement des symptômes pendant tout son cours, elle avait immédiatement après l'accouchement des cavernes pulmonaires ; l'autre avait eu une aggravation pendant tout le cours de la grossesse, accoucha à 8 mois et succomba deux jours après.

Des deux femmes qui avaient des signes de début de phthisie avant la grossesse ; une avait cinq semaines après l'accouchement des signes de cavernes pulmonaires ; la deuxième ne présentait que des signes de phthisie au premier degré, dix-huit jours après.

Les autres femmes, celles qui s'enrhumaient et toussaient d'ordinaire un peu, présentaient après l'accouchement des signes de phthisie plus ou moins avancée : dans l'observation 2, six mois après l'accouchement, signes au deuxième degré ; dans l'observation 4, cinq semaines après, cavernes ; dans l'observation 6, dix jours après, premier degré ; dans l'observation 9, dix-huit mois après, deuxième degré ; dans l'observation 10, six mois après, signes de phthisie au deuxième degré.

Quel a été le sort du produit de la conception ? Sur nos dix malades, neuf étaient accouchées, lorsque les observations furent prises. Chez huit, le sort des enfants est indiqué : dans la première observation l'enfant était vivant cinq semaines après la naissance (il était allaité par sa mère, mais il devait partir en nourrice). Celui de la femme de la deuxième observation est mort en nourrice à 4 mois ; celui de la troisième observation était vivant dix jours après (en nourrice) ; celui de la quatrième est mort à quinze jours ; celui de la cinquième probablement mort avant le trentième jour ; celui de la sixième vivant dix jours après (allaité par la mère, mais il devait partir en nourrice) ; celui de la huitième qui n'avait que 8 mois lors de sa naissance n'a vécu que trois jours ; ceux de la neuvième observation, ne vécurent que quelques heures.

Par conséquent sur neuf enfants, il n'en restait plus que trois : dont deux, d'une semaine et demi, et l'autre de cinq semaines. Ces enfants n'étaient pas allaités par leur mère. Plus loin je parlerai du sort de ces enfants élevés au biberon.

Ces femmes étaient primipares, phthisiques, presque toutes très-avancées, par conséquent ayant bien peu de chances pour devenir de nouveau enceintes ; en supposant

que cela arrive (car on a vu, quoique rarement, des phthisiques avec cavernes devenir enceintes) il est à présumer
qu'elles n'iront pas jusqu'à terme. Par conséquent, leurs
produits, s'il y a accouchement prématuré, pourront être
viables, mais non-seulement ils seront plus petits que tous
les enfants de leur âge, nés dans les mêmes conditions
c'est-à-dire avant terme ; mais ayant la diathèse transmise
par leurs mères, ils résisteront moins facilement ; leur
maladie pourrait se compliquer d'une poussée tuberculeuse.

Pour résumer ce qui précède, neuf femmes appartenant
à une famille de phthisiques toussaient depuis un temps
plus ou moins long lorsqu'elles devinrent enceintes ; leur
diathèse reçut un coup de fouet ; non-seulement des accidents graves se déclarèrent, qui les ont fait ou les feront
mourir plus ou moins rapidement ; mais leurs produits
disparaissent comme elles, et ceux qui sont vivants ont peu
de chances de dépasser la première année.

III.

Cas dans lesquels la toux a précédé la grossesse chez des femmes qui n'avaient pas d'antécédents héréditaires tuberculeux.

OBSERVATIONS 11 A 14.

OBS. 11 (*personnelle*). — Hencel Anna, 29 ans, ménagère, née à la Rochette, Luxembourg, mariée, est entrée le 16 mars 1875, à la Pitié, service de M. Gallard, salle du Rosaire, n° 5.

Père et mère vivants, âgés à peu près de 60 ans, ils ne toussent pas, elle est l'aînée de la famille composée de deux garçons et de quatre filles; ces enfants sont tous lymphatiques, ils sont faibles, mais ils ne toussent pas ; elle vint à Paris à l'âge de 7 ans.

Réglée à 18 ans, la menstruation est régulière ; fleurs blanches dans l'intervalle ; elle s'enrhumait facilement les hivers, et toussait d'ordinaire un peu ; mariée à 23 ans, premier accouchement à 24 ans, allaitement pendant 3 mois, l'enfant est mort ; deuxième accouchement à 26 ans pendant le siége de Paris; allaitement pendant 14 mois ; dans ces deux grossesses, à partir du 2ᵉ mois de la gestation jusqu'au huitième, la toux était plus fréquente, elle était violente au 7ᵉ mois, mais à partir du 8ᵉ elle diminuait pour ne devenir de nouveau fréquente qu'après la première semaine de l'accouchement — alors elle était accompagnée de fièvre et de crachats, cet état durait près de deux mois, et puis tout rentrait dans l'ordre, mais comme je l'ai dit précédemment elle toussait toujours un peu. Il y a 13 mois, troisième conception, la toux qui n'était pas gênante, augmenta à partir du 3ᵉ mois, elle fut accompagnée de fièvre et de crachats jaunes; amélioration vers le 9ᵉ mois. Cette amélioration se prolongea pendant le mois qui suivit

<table><tr><td>O.</td><td></td><td>5</td></tr></table>

l'accouchement ; mais au bout de ce temps, la toux devint plus fréquente, crachats abondants, sueurs nocturnes et fièvre pendant la nuit.
Il y a deux mois, elle fut vivement impressionnée par la vue de son
fils de 3 ans, mort brûlé — Malgré tout cela elle continua à donner
le sein à son enfant jusqu'au jour de son entrée à l'hôpital ; elle ne
quitta pas le lit depuis le jour de son entrée : elle voulait se reposer
chez elle, mais les devoirs de la famille l'en empêchaient et voici son
état ; elle est très-anémique, elle a beaucoup maigri depuis quelque
temps, quoiqu'elle n'ait subi aucune privation ; elle n'a plus d'appétit,
transpire beaucoup la nuit, la toux et la fièvre la fatiguent beaucoup
et l'empêchent de dormir, elle rend de petits crachats jaunes qui
nagent dans un liquide abondant, pas d'hémoptysie ; la pression détermine un peu de douleur dans la fosse sus-épineuse droite : là, matité,
souffle, frottement et craquements, râles sous-crépitants, lorsqu'elle
tousse, retentissement de la voix ; fosse s. claviculaire droite: matité expiration prolongée, râles fins ; fosse sus-épineuse gauche : matité, on entend
à peine le murmure vésiculaire : fosse s. claviculaire gauche : submatité,
la respiration est à peu près normale ; six semaines après, la malade
quittait le service, elle éprouvait une certaine amélioration, en effet les
signes rationnels et physiques avaient diminué un peu.

Cette femme ne présente pas d'antécédents héréditaires
tuberculeux, elle avait une certaine prédisposition pour les
affections thoraciques, elle s'enrhumait souvent, et toussait
toujours un peu, elle a eu trois grossesses, et chaque fois,
du troisième au huitième mois, elle éprouvait une aggravation ; une amélioration très-marquée existait pendant le
neuvième mois, et les premiers jours de l'accouchement ;
mais peu à près, la toux devenait plus fréquente pendant
deux mois, puis tout se calmait ; cependant à sa troisième
couche cette amélioration n'a pas eu lieu ; elle allait à son
enfant ; et quatre mois après l'accouchement on constatait

des signes rationnels et physiques de tuberculose pulmonaire avancée.

Obs. 12 (*personnelle*).— Pedot Marie, 39 ans, relieuse, née à Cagny (Somme), est entrée le 6 octobre 1875 à la Charité dans le service de M. Bourdon, salle Saint-Basile.

Pas d'antécédents héréditaires tuberculeux ; réglée à 14 ans, elle n'a jamais eu une bonne santé, elle toussait toujours un peu ; à 17 ans deux hémoptysies ; à 19 ans elle se marie ; de 20 à 38 ans, huit grossesses, dont l'accouchement s'est fait toujours à terme, sept allaitements, qui ont duré chacun de 14 à 18 mois ; pendant ces 18 ans elle n'a eu ses règles que bien rarement, car lorsqu'elle n'était pas enceinte, elle allaitait, elle n'a jamais eu de privations. Cette femme qui toussait toujours un peu avant son mariage, de même qu'après, avait fait la remarque suivante : pendant qu'elle était enceinte, la toux était plus fréquente, et jamais elle n'était plus gênante que pendant la gestation, alors elle s'accompagnait de crachements ; mais après l'accouchement la toux diminuait de fréquence, puis persistait pendant et après l'allaitement. De ses huit enfants, il n'y en a que trois de vivants, les autres sont morts de bronchite, à l'âge de 4 à 10 ans, les trois vivants sont au Dépôt, et tous les trois toussent, y compris le plus petit qui est âgé d'un peu plus d'un an.

Après le dernier accouchement dont les suites furent normales, la toux loin de diminuer augmenta ; elle avait très-peu de lait ce qui l'empêcha d'allaiter son enfant ; elle fut prise de fièvre, de sueurs nocturnes et de crachements abondants, elle maigrit beaucoup ; après un an de traitement soit chez elle, soit à l'hôpital, elle entra à la Charité où je l'examinai un mois après son entrée ; elle est très-maigre, elle dit qu'elle était très-forte et qu'elle a maigri beaucoup, elle n'a plus de force pour marcher, transpire beaucoup la nuit, la toux est continuelle, expectore des crachats nummulaires, elle est forcée de rester assise, car elle ne peut plus respirer étant couchée : cyanose, doigts hippocratiques, on entend à distance des râles trachéo-bronchiques, les règles ne sont pas revenues, la percussion et l'auscultation font reconnaître une grande caverne au sommet de chaque poumon, et des râles dans le reste de la poitrine, œdème des membres inférieurs.

Une semaine après, son état était plus grave; le lendemain de mon examen, elle avait eu une forte hémoptysie qu'elle attribuait aux efforts qu'elle avait fait pendant que je l'examinais.

Cette observation est très-intéressante : une femme n'ayant pas d'hérédité tuberculeuse, a toujours toussé dès sa plus tendre enfance; à 17 ans deux hémoptysies; de 20 à 38 ans elle eut huit grossesses, qui sont allées jusqu'à terme, elle a supporté sept allaitements prolongés; pendant la gestation la toux augmentait beaucoup, après l'accouchement elle diminuait; mais après le dernier accouchement, elle augmenta et s'accompagna des signes rationnels de tuberculose pulmonaire, cette fois la femme était si fatiguée et avait si peu de lait, qu'elle dut renoncer à l'allaitement; de ces huit enfants, cinq sont morts de bronchite, les autres l'ont dans ce moment-ci, et ils sont au Dépôt; un peu plus d'un an après le dernier accouchement elle était cachectique, et présentait les signes rationnels et physiques de phthisie pulmonaire au 3me degré.

On ne peut pas admettre que cette femme fût déjà phthisique avant la huitième grossesse; la preuve, nous l'avons dans ce fait qu'elle a pu devenir plusieurs fois enceinte, et qu'elle a pu allaiter pendant longtemps; car si une phthisique peut devenir enceinte, quoique le fait soit rare, rarement la grossesse arrive à terme, et encore dans ce cas, il se déclare des accidents, qui enlèvent en peu de temps la malade; même lorsqu'il y a eu avortement ou accouchement prématuré. D'un autre côté, la lactation ne peut pas avoir lieu, soit parce que la femme souffre trop,

soit, et c'est ce qui arrive le plus fréquemment, parce que
la sécrétion ne s'établit pas ou est peu abondante, sans qu'il
y ait eu aucune des maladies puerpérales qui suspendent
ou arrêtent la lactation. Mais, bien que cette femme ne
fût pas tuberculeuse, elle n'en produisait pas moins des enfants qui mouraient phthisiques ; la diathèse, qui était latente et attendait un ensemble de circonstances pour éclater, entrait en action chez ses produits, sous l'influence de
causes ordinairement insignifiantes. Chez cette femme, les
grossesses et les lactations n'ont pas exercé une influence
heureuse en prolongeant la vie, comme quelques auteurs
seraient disposés à penser, mais au contraire, cette femme
n'était pas phthisique, et elle l'est devenue sous l'influence
de huit grossesses et de sept allaitements prolongés.

Obs. 13 (*personnelle*). — Valle Jeanne Léonie, 19 ans, couturière, née à Besançon, est entrée le 25 octobre 1875, à la Charité
dans le service de M. Bourdon, salle Sainte-Julie n° 11.

Pas d'hérédité tuberculeuse, ses frères ont eu des glandes au cou.
Réglée à 14 ans, toujours régulièrement ; à 14 ans et demi pendant
le siège de Paris, elle a eu la fièvre typhoïde. Sa santé habituelle
était bonne, mais elle toussait toujours un peu ; elle devint enceinte
dans le mois de février 1874, deux mois après elle toussait moins.
A partir du cinquième mois elle ne toussait plus du tout, la grossesse
a été des plus simples, elle n'a pas eu la plus petite indisposition ; l'accouchement fut normal, ce n'est que dix jours après qu'elle fut prise
d'une toux qui fut beaucoup plus fréquente, qu'elle ne l'avait jamais
été, et qui dura 3 mois sans amélioration ; au bout de ce temps, elle
sévra son enfant ; alors légère amélioration, mais trois mois plus tard
elle fut prise de sueurs nocturnes et de fièvre, elle resta quelques
temps à l'Hôtel-Dieu, puis partit au Vésinet d'où on la renvoya à
cause de sa toux. Enfin je l'examinai à la Charité ; ni pendant sa gros-

sesse ni après, elle ne souffrait de privations, elle n'a jamais craché de sang, elle tousse beaucoup pendant la nuit, le soir elle est prise de frissons, de fièvre et de sueurs, elle expectore une grande quan ité de crachats nummulaires, et elle est très-maigre ; ses règles ne sont pas evenues, son enfant est avec elle, il a la tête et le ventre des rachiti- ques, et est âgé de onze mois. Fosse sous claviculaire gauche: matité, souffle, râles sous-crépitants bronchophonie ; fosse sus-épineuse ; matité, expiration prolongée soufflante, craquements, dans le sommet droit la sonorité est à peu près normale, faiblesse du murmure vésicu- laire.

Cette jeune fille, sans antécédents héréditaires tubercu- leux, toussait d'ordinaire un peu ; pendant le siége de Paris, elle a eu une dothiénentérie : trois ans après elle devient en- ceinte, pendant la grossesse, la toux disparaît à peu près com- plétement, mais dix jours après l'accouchement, la toux recommençait, elle était très-fréquente pendant l'allaitement, qui cessa au bout de trois mois, en laissant un peu d'amé- lioration, mais onze mois après, on constatait une caverne au sommet du poumon gauche ; l'enfant est rachitique.

Cette femme toussait un peu avant sa grossesse, mais elle n'était pas phthisique, c'est bien la gestation qui a agi comme cause déterminante là où il n'y avait qu'une prédisposition pour les affections pulmonaires.

Obs. 14. — (La quatrième de la thèse de Delsouiller.) Agé 30 ans, pas d'antécédents héréditaires, bonne santé habituelle, aphonie à 18 ans ; depuis cet âge, rhumes les hivers, arrivée à Paris, cette femme subit des privations, mauvaise hygiène, toux, hémoptysies, signes rationnels de phthisie, grossesse, amaigrissement et persistance des signes de phthisie pendant la gestation, accouchement normal. Mort quinze mois après par suite de phthisie pulmonaire, l'observa- tion ne dit rien du sort de l'enfant.

Dans ces quatre observations, la toux existait avant la grossesse, et il n'y avait pas d'hérédité. Je dirai ici une fois pour toutes que s'il n'y a pas hérédité, c'est parce qu'après avoir interrogé aussi minutieusement que possible les malades, je n'ai pas trouvé qu'il y ait eu ou qu'il y ait des phthisiques parmi les parents proches ou éloignés. Ces femmes s'enrhumaient et toussaient depuis un temps plus ou moins long, lorsqu'elles sont devenues enceintes.

Dans l'observation 14 seulement la femme avait des signes de phthisie avant la grossesse.

Les malades des observations 11, 12, 13 n'accusaient que des rhumes avec toux ; celle de l'observation 12 avait eu des hémoptysies avant la grossesse. Il y a eu amendement des symptômes dans l'observation 13 pendant tout le cours de la grossesse. Dans l'observation 11 pendant les huitième et neuvième mois des trois grossesses.

Il y a eu persistance des signes de phthisie pendant tout le cours de la grossesse sans aggravation ni amendement dans l'observation 14 (elle avait eu des signes de phthisie avant la grossesse). On a observé une aggravation pendant tout le cours de chaque grossesse dans l'observation 12 ; il y a eu huit grossesses, et chaque fois la toux devenait fréquente et jamais elle n'était plus gênante que pendant la gestation. Dans l'observation 11 on voit qu'il y a eu trois grossesses, dans les deux premières la toux augmentait à partir du troisième mois, elle était violente au septième ; dans la dernière, la marche a été la même ; seulement cette fois elle a été accompagnée de fièvre et crachats (J'ai dit plus haut que chez cette malade il y avait eu un amendement aux deux derniers mois).

Chez toutes ces femmes, l'accouchement s'est fait à terme, en peu de temps ; les suites de couches ont été heureuses ; les enfants étaient vivants et ils se portaient bien. Excepté pour la toux, les grossesses n'ont rien présenté de particulier.

Il y a eu allaitement dans les observations suivantes : dans l'obs. 11, trois mois pour le premier enfant, quatorze mois pour le second, et quatre mois pour le troisième ; dans ce dernier cas l'allaitement a cessé parce qu'il s'était développé des signes rationnels de phthisie après l'accouchement, qui faisaient des progrès pendant la lactation. Après sa suspension la femme présentait des signes de phthisie pulmonaire avancée ; un mois et demi plus tard on observait un amendement.

Dans l'obs. 12 nous voyons qu'il y a 7 allaitements prolongés de 14 à 18 mois; la toux continuait, mais moins fréquente que pendant la gestation, après le huitième accouchement la malade n'avait plus de lait, la femme était alors phthisique. Dans l'obs. 13 il y a eu aggravation après l'accouchement, pendant la lactation, qui ne dura à cause de cela que 3 mois ; après la cessation, on observa une certaine amélioration pendant 3 mois; l'observation 14 ne parle pas de l'allaitement.

Il résulte de ces observations qu'il n'y a eu d'allaitement que deux fois, et chaque fois il y a eu aggravation, que le sevrage a produit un peu de soulagement et un certain amendement pendant un temps plus ou moins long.

Quelle a été la marche de l'affection pulmonaire ?

Obs. 11. Rhumes, toux avant la grossesse, trois gestations en quatre ans. Dans chacune du 3me au 8me mois il y avait une aggravation ; pendant le dernier mois et la première semaine qui suivait l'accouchement il y avait un peu d'amendement ; aggravation dans les deux mois suivants ; puis, nouvel amendement ; mais après le troisième accouchement des signes rationnels de phthisie se développent et quatre mois après on observait des signes de phthisie pulmonaire avancée.

Obs. 12, toux, hémoptysies avant la première grossesse ; huit grossesses en 18 ans ; la toux n'était jamais plus fréquente que pendant la gestation, après l'accouchement, elle diminuait de fréquence, mais elle persistait pendant l'allaitement qui durait en moyenne de 14 à 18 mois; la patiente devient plus malade à la fin de la huitième grossesse : pas de lait après l'accouchement, des signes rationnels de phthisie pulmonaire se développent, et 13 mois après l'accouchement on constatait des cavernes pulmonaires.

Obs. 13. Toux avant la grossesse ; amendement notable pendant la gestation et dans les 10 jours suivants ; aggravation pendant la lactation qui ne dura que trois mois ; amendement pendant trois mois, ensuite signes rationnels de phthisie et 11 mois après l'accouchement cavernes pulmonaires.

Obs. 14. Signes rationnels de phthisie avant la grossesse qui persistent pendant tout son cours, mauvaise hygiène ; mort 15 mois après l'accouchement par phthisie pulmonaire.

Par conséquent, nous voyons des femmes prédisposées aux affections pulmonaires, devenir phthisiques après un nombre plus ou moins grand de grossesses. Si les femmes des obs. 11 et 12 ont pu avoir plusieurs grossesses, c'est parce qu'elles n'étaient pas encore phthisiques; si elles ont pu allaiter, c'est parce qu'elles n'étaient pas phthisiques ; dès le jour qu'elles étaient des phthisiques, l'allaitement n'a pas pu dépasser trois ou quatre mois ; ou bien il n'y en a pas eu du tout chez des femmes habituées à allaiter pendant longtemps. Mais si la femme de l'obs. 12 n'était pas phthisique, elle ne produisait pas moins des enfants qui tous étaient enlevés par des affections pulmonaires probablement de nature tuberculeuse.

Occupons-nous des enfants.

Dans l'obs. 11, le premier est mort à 3 mois, le second à 3 ans brûlé ; le troisième était vivant, il n'avait que 4 mois. Dans l'obs. 12, cinq enfants sont morts de bronchite, trois toussent et ils sont au Dépôt, y compris le plus jeune.

Dans l'obs. 13, l'enfant vivait à 11 mois, mais il était rachitique.

Dans l'obs. 14, le sort de l'enfant n'est pas indiqué.

Par conséquent, sur douze enfants, il n'en reste plus que cinq de vivants, dont trois sont au Dépôt atteints de bronchite, nous sommes à peu près sûr de leur sort ; un autre est rachitique et est à l'hôpital avec la mère ; enfin, le dernier n'a que 4 mois et il doit être élevé au biberon ; en supposant qu'il échappe à toutes les maladies de l'enfance, il sera scrofuleux du fait d'avoir été élevé au biberon, et la diathèse le menacera constamment. On a vu quelquefois des parents tuberculeux produire des enfants qui ne devenaient pas phthisiques ; d'abord, c'est très-rare, peutêtre l'on n'a pas suivi suffisamment le sujet, enfin, si cela s'observe ce n'est pas certainement parmi la classe ouvrière. Ainsi, sur 12 enfants, au moment où les observations ont été prises, il n'en restait plus que deux, âgés l'un de 4 mois, l'autre de 11, n'ayant que quelques chances de vivre, car le premier devait avoir un allaitement artificiel et le second était rachitique.

Pour résumer ce qui précède, je dirai : que quatre femmes sans antécédents héréditaires tuberculeux, mais ayant une prédisposition pour les affections des voies respiratoires, après un nombre plus ou moins grand de grossesses, sont devenus phthisiques, et avaient des cavernes pulmonaires ; la première 4 mois après la troisième gestation, la deuxième 13 mois après la huitième ; la troisième, 11 mois après le premier accouchement ; la quatrième mourait phthisique 15 mois après le premier accouchement ; les trois premières ont eu ensemble 12 enfants, il n'en restait que deux avec quelques chances de vivre, âgés de 4 et 11 mois, qui seront plus tard des scrofuleux et probablement des phthisiques.

Une femme avait allaité pendant 14 mois son second enfant, elle ne put pas dépasser 4 mois pour son troisième enfant. Une autre femme avait fait sept allaitements prolongés, elle n'eut pas de lait après le huitième accouchement alors qu'elle était phthisique. Une autre femme fut soulagée après la suspension de l'allaitement ; la même chose était arrivée pour la première malade.

IV.

Cas dans lesquels la toux a précédé la grossesse chez des femmes dont les antécédents héréditaires étaient inconnus.

OBSERVATIONS 15 à 19.

OBS. 15 (*personnelle*). — Pendant un remplacement que j'ai fait l'année dernière à Saint-Gobain (Aisne), je soignai la nommée Émilie, femme d'un ouvrier de la manufacture de glaces, âgée de 23 ans ; les antécédents héréditaires sont ignorés ; dans sa jeunesse sa santé n'a jamais été bonne ; réglée à 13 ans, irrégulièrement, elle s'enrhumait facilement les hivers ; avant l'âge de 18 ans, elle a pris pendant longtemps de l'huile de foie de morue ; mariée à 18 ans, elle devint enceinte à 19, elle toussait beaucoup à la fin de la grossesse et accoucha à huit mois, l'enfant ne vécut que peu de jours ; la toux continua comme auparavant ; à 20 ans deuxième grossesse, elle toussait beaucoup dès le commencement et sans autre cause que la toux ; elle avorta à trois mois ; à 21 ans et demi, troisième grossesse, elle en était très-malade à cause de la toux, mais cette fois elle peut aller jusqu'à huit mois ; la toux diminua après l'accouchement ; elle a eu quatre hémoptysies, la première peu de temps après le premier accouchement, la deuxième quelques jours après l'avortement, la troisième et la quatrième il y a deux mois, c'est-à-dire sept mois après l'accouchement ; le dernier enfant est vivant ; au moment de sa naissance, il était très-petit ; la mère n'a pu l'allaiter que pendant trois mois ; il a été ensuite élevé au biberon ; je l'ai traité pendant deux mois pour une diarrhée, et lorsque je le vis pour la dernière fois, la diarrhée continuait et depuis quelques jours il vomissait ; je crois qu'il n'a pas survécu. La mère est très-pâle, amaigrie, a des frissons le soir la fièvre et des sueurs pendant la nuit. Fosse sous-claviculaire gauche : un point très-douloureux, matité, souffle caverneux, frottements, râles sous-crépitants ; fosse sus-épineuse gauche : matité, souffle, retentissement de la voix ; fosse sous-claviculaire droite : expiration prolongée et soufflante, craquements secs ; fosse sus-épineuse : les signes sont à peu près les mêmes ; les règles ne sont pas revenues, la femme dit qu'elle est plus malade que jamais.

Voici une femme dont les antécédents héréditaires sont ignorés, qui s'enrhumait les hivers, et qui prenait depuis longtemps de l'huile de foie de morue ; qui se maria à 18 ans, devint enceinte à 19 ; la toux continua ; elle devint très-fréquente vers le septième mois ; elle accoucha à huit mois, l'enfant mourut peu de jours après ; la toux diminua un peu ; trois mois après nouvelle conception, aggravation des symptômes offerts par la poitrine ; avortement à trois mois ; enfin troisième conception, nouvelle aggravation, et accouchement prématuré à huit mois, amendement après l'accouchement, allaitement pendant trois mois ; elle n'avait plus de lait après ce temps ; neuf mois après l'accouchement la femme présentait des signes rationnels de phthisie et une caverne au sommet du poumon gauche, les règles n'étaient pas encore revenues ; l'enfant avait une diarrhée qui l'épuisait depuis deux mois, compliquée à la fin par des vomissements ; il en est mort probablement.

Cette femme était-elle phthisique avant sa première grossesse ? Elle toussait et prenait de l'huile de foie de morue, elle n'a pu mener à terme aucune de ses grossesses et de ses deux enfants viables l'un est mort peu de jours après la naissance, et le second est mort probablement car il avait une diarrhée chronique ; neuf mois après son dernier accouchement, elle était manifestement phthisique.

Obs. 16. — Bordeu, Traité du pouls, t. I. p. 340.

A la suite d'une fluxion de poitrine, il resta de la toux et de la fièvre ; la femme devint enceinte, la toux diminua, mais deux jours après l'accouchement réapparition de la toux, et la femme devint phthisique.

Obs. 17. — Publiée par M. Grisolle en 1865, thèse Delsouiller, page 17. Femme valaque ; phthisique depuis assez longtemps, ayant de vastes cavernes dans les deux poumons. Elle avait été autrefois soignée par M. Andral. En revenant des Eaux-Bonnes, elle devint enceinte ; quatre mois après, elle fait une fausse couche et ne tarde pas à succomber.

Obs. 18. — La 23me de la thèse de Caresme.

25 ans, hérédité inconnue, santé habituelle mauvaise ; lymphatique, maigre, chétive, engorgements ganglionnaires à plusieurs reprises, sujette à tousser depuis plusieurs années ; beaucoup de fatigues ; à 23 ans et demi première grossesse, sans complication ; la toux continua pendant toute sa durée, sans paraître influencée ; elle a accouché à terme il y a 10 mois ; la toux augmenta beaucoup après l'accouchement ; des signes rationnels de phthisie se développèrent ; 10 mois après la couche, cachexie, signes rationnels et physiques de phthisie ; pneumonie qui enlève la malade peu de jours après, (11 mois après l'accouchement) ; l'observation ne dit pas s'il y a eu allaitement, ni quel a été le sort de l'enfant.

Obs. 19. — Mauriceau, *Traité sur la grossesse et l'accouchement des femmes et sur leurs maladies*. Obs. DV. t. 2, p. 419.

« Femme accouchée depuis 4 jours, qui avait la fièvre avec toux
« fréquente et grande sécheresse de la gorge, procédant d'une fâcheuse
« *fluxion de poitrine*, dont elle était fort incommodée depuis plus
« d'un an, et comme cette femme avait outre cela un flux de ventre

« depuis plus d'un mois, et qu'elle était fort émaciée, je la crus en
« danger, et elle mourut 20 jours après l'accouchement.

Dans ces 5 observations, la toux existait avant la
grossesse, si je fais un groupe à part c'est parce que les
renseignements sur l'hérédité nous manquent.

Ces femmes s'enrhumaient et toussaient depuis un temps
plus ou moins long, lorsqu'elles sont devenues enceintes.

Il n'y a que chez la femme de l'observation 17 qu'il
soit dit que la phthisie était avancée avant la grossesse ;
cette femme avait des cavernes pulmonaires, mais elle
avorta à quatre mois, et succomba peu de jours après.
Dans l'observation 15, il est dit que la femme s'enrhumait et toussait les hivers et prenait de l'huile de foie de
morue. Dans l'observation 16, nous voyons qu'à la suite
d'une fluxion de poitrine, il resta de la toux et de la fièvre,
qui persistaient lorsque la femme devint enceinte. Dans
l'observation 19 la femme avait une *fluxion de poitrine*
depuis trois mois lorsqu'elle devint enceinte ; (l'observation
16 est prise dans le livre de Bordeu sur le pouls, l'observation 19 dans le traité de Mauriceau). La femme de
l'observation 18 toussait un peu depuis plusieurs années
lorsqu'elle devint enceinte.

Les symptômes pulmonaires offrent le même caractère
qu'avant la grossesse dans les premiers mois de la première
gestation chez la femme de l'observation 15. Dans l'observation 18, la toux continua pendant toute la grossesse
sans paraître influencée.

Dans l'observation 16, il y a eu un peu d'amendement
pendant la grossesse.

Il y a eu aggravation dans les symptômes pendant la grossesse dans les observations suivantes : pendant les derniers mois de la première grossesse dans l'observation 15, aggravation qui détermina l'accouchement prématuré à 8 mois ; dans les premiers mois de la deuxième grossesse chez la même malade, l'aggravation détermina un avortement à 3 mois ; l'aggravation se manifestant pendant tout le cours de la troisième grossesse, détermina un accouchement à 8 mois. Dans l'observation 17, il y a eu aggravation qui détermina un avortement à 4 mois ; dans l'observation 19, il y a eu une aggravation pendant les derniers mois.

En dehors des symptômes pulmonaires, ces grossesses ont été normales ; l'hygiène ne paraît pas avoir été très-mauvaise.

L'accouchement a eu lieu à terme dans les observations 16, 18 et 19 ; les enfants étaient vivants.

Dans l'obs. 17, il y a avortement à 4 mois, cette femme avait des cavernes avant la conception.

Dans l'obs. 15, il y a eu un avortement à 3 mois, et deux accouchements prématurés, à 8 mois.

Il n'y a que l'obs. 15 qui donne quelques renseignements sur l'allaitement : le premier enfant ne vécut que peu de jours ; le troisième ne put être allaité par la mère que pendant 3 mois ; elle n'avait plus de lait.

La marche de l'affection pulmonaire a été la suivante :

Obs. 15, rhumes et toux les hivers, la toux continue sans paraître influencée dans les premiers mois de la première grossesse ; aggravation pendant les derniers mois qui détermine un accouchement prématuré à huit mois ; après la délivrance, amendement ; dès le commencement de la deuxième grossesse, notable aggravation qui détermine un avortement à 3 mois ; peu de temps après, troisième grossesse, la femme était très-malade pendant son cours et accoucha à 8 mois, la toux diminua après l'accouchement ; hémoptysie, et 9 mois après l'accouchement, signes rationnels et physiques de phthisie à la troisième période.

Obs. 16. Toux, fièvre avant la grossesse, diminution pendant son cours ; 2 jours après l'accouchement, réapparition de la toux ; la femme devint phthisique.

Obs. 17. Phthisique depuis longtemps avec cavernes pulmonaires, conception, aggravation, avortement à 4 mois, mort peu de jours après.

Obs. 18. Mauvaise santé habituelle, toux depuis longtemps, qui continue pendant la grossesse sans paraître influencée, elle augmente beaucoup après l'accouchement, et 11 mois après, mort par phthisie pulmonaire.

Obs. 19. Signes de début de phthisie, aggravation dans les derniers mois de la gestation, mort 20 jours après l'accouchement.

De l'étude de la marche des symptômes pulmonaires dans ces 5 observations, il résulte, que des femmes prédisposées aux affections pulmonaires sont devenues phthisiques après une grossesse dans 4 cas, après trois grossesses dans l'obs. 15.

Il n'y a que la femme de l'obs. 17 qui fût atteinte de phthisie avancée avant la grossesse ; on avait diagnostiqué de vastes cavernes pulmonaires, mais elle a avorté à 4 mois, et elle est morte peu de jours après.

La femme de l'obs. 15 était-elle phthisique avant la première grossesse ou après les deux premières ? Je ne sais ; seulement elle est accouchée toujours avant terme.

Quel a été le sort du produit de la conception?

La femme de l'observation 15 a eu un avortement à 3 mois et deux accouchements à 8 mois ; un des enfants est mort peu de jours après la naissance, l'autre vivait à l'âge de 9 mois, mais il n'a été allaité par la mère que pendant 3 mois, et lorsque je le vis pour la dernière fois, il avait une diarrhée chronique et des vomissements ; je suis à peu près sûr qu'il en est mort.

La femme de l'obs. 17 a avorté à 4 mois.

Dans les observations 16, 18 et 19, les femmes sont accouchées à terme, mais les observations ne nous disent rien sur le sort des enfants.

Ainsi, il y a eu 7 conceptions dont le sort a été le suivant : deux avortements à 3 et 4 mois ; deux accouchements prématurés à 8 mois ; les deux enfants sont morts ; les autres étaient à terme, mais on ne sait pas ce qu'ils sont devenus.

Pour résumer ce qui précède je dirai : cinq femmes qui toussaient avant leur grossesse, et dont les antécédents héréditaires sont ignorés, sont devenues phthisiques consécutivement à leur grossesse (Obs. 16, 18, 19, 15) ; la femme de l'obs. 17 l'était déjà avant la conception ; le sort du produit de la conception a été le suivant : 3 accouchements à terme ; on ne sait pas ce que sont devenus les enfants ; 2 avortements à 3 et 4 mois, 2 accouchements à 8 mois ; les 2 enfants sont morts.

La femme de l'obs. 17 est morte peu de jours après l'avortement ; celle de l'obs. 18, onze mois après ; celle de l'obs. 19, 20 jours après ; les deux autres étaient à une période avancée de la phthisie.

V.

Cas dans lesquels des femmes ayant commencé à tousser après une ou plusieurs grossesses, sont devenues de nouveau enceintes.

(Observations 70, 71, 75, 82, 86, 90, 91, 92, 95)

9 femmes ayant commencé à tousser après une ou plusieurs grossesses, sont devenues de nouveau enceintes ; on trouvera les observations qui les concernent dans la partie de ce travail où j'étudie le cas où la toux a débuté après la grossesse ; si j'en parle ici c'est parce qu'il est intéressant à savoir quelle a été la marche de l'affection pulmonaire chez ces malades et quelle a été son influence sur le produit de la conception.

Chez deux femmes, il existait des antécédents héréditaires (Obs. 70 et 71).

Chez quatre, il n'existait pas d'antécédents héréditaires (Obs. 75, 82, 86, 90).

Chez trois, les observations ne nous donnent aucun renseignement sur l'hérédité.

Obs. 70. — 1er accouchement, mort de l'enfant à 4 mois, il avait été allaité par la mère ; faiblesse, rhumes, toux un an après l'accouchement. Un an après, nouvelle grossesse ; la toux qui persistait pendant les premiers mois fut accompagnée à partir du 6me mois de toux, fièvre, amaigrissement, perte d'appétit et difficulté pour respirer. Au

7me mois la maladie s'aggravait et l'on constatait les signes de tuberculose pulmonaire au 2e degré.

Obs. 71. — Toux après le premier accouchement; 17 mois après celui-ci (l'observation ne dit pas s'il y a eu d'allaitement) nouvelle conception, la toux continue, les signes de phthisie se déclarent et s'aggravent de telle sorte qu'ils déterminent l'accouchement à 7 mois; l'enfant ne vécut que 12 heures; caverne au sommet de chaque poumon; mort 7 jours après; le premier enfant est mort des suites d'une coqueluche.

Obs. 75. — Grossesses régulières à 23, 25, 28 ans; peu de temps après le dernier accouchement, la femme commence à tousser; puis surviennent quelques symptômes du début de tuberculose. Quatrième conception; pendant les premiers mois, la toux diminue beaucoup, mauvaise hygiène; au 7me mois aggravation; à 8 mois et demi, caverne pulmonaire; aggravation aux derniers jours de la gestation; accouchement rapide; soulagement pendant 3 jours; aggravation et mort 12 jours après l'accouchement. L'enfant était petit, maigre; il mourut avant la mère. Il n'y a de vivant que son premier enfant, elle n'a allaité aucun de ses enfants.

Obs. 82. — 4 accouchements à terme; 4 allaitements prolongés; 15 mois après le dernier accouchement, début de la toux; l'allaitement continue encore pendant 2 mois; mort de l'enfant à 17 mois des suites de rougeole: 18 mois après l'accouchement on diagnostique une tuberculose au début; nouvelle grossesse; les accidents pulmonaires continuent sans paraître influencés; légère aggravation après l'accouchement; pas d'allaitement; peu de temps après 6me conception; aggravation progressive des symptômes thoraciques qui déterminent l'accouchement quelques jours avant terme; cavernes au sommet des poumons; 9 jours après elle était mourante.

Obs. 86. — de 20 à 23 ans trois grossesses pénibles; mauvaise hygiène; à la suite du dernier accouchement. toux pendant 5 mois; disparition de la toux; à 27 ans, 4me grossesse, pas de toux; à 29 ans

5me grossesse, toux pendant le dernier mois, pas d'allaitement ; 5 mois après l'accouchement, hémoptysies, toux, fièvre, sueurs ; 6me grossesse, la toux devint continue, augmenta beaucoup à partir du 5mo mois ; accouchement à terme ; amendement pendant 9 jours, exacerbations, 3 mois après signes de phthisie au 3me degré.

Obs. 90. — Premier accouchement, allaitement, cessation de l'allaitement, mais non pour motif de santé, l'hiver suivant toux très-fréquente. 2me grossesse, la toux continua, on diagnostique phthisie, amendement au dernier mois, accouchement heureux pour la mère et l'enfant ; aggravation des symptômes pulmonaires, mort deux mois après.

Obs. 91. — 10 mois après l'accouchement, pendant l'allaitement, toux ; 2me grossesse, disparition de la toux, réapparition après l'accouchement ; on diagnostique phthisie. 3me grossesse, nouvelle disparition des symptômes pulmonaires ; après l'accouchement, hémoptysies, cachexie, caverne pulmonaire.

Obs. 92. — 1er accouchement, fatigues, allaitement, toux ; on cesse l'allaitement à cause de la toux, amendement ; 2e grossesse, amélioration pendant son cours ; après l'accouchement, réapparition des symptômes pulmonaires ; deux ans après la femme mourait phthisique.

Obs. 95. — 27 mois après le 2e accouchement, toux intermittente, ensuite continue ; 4 ans après le dernier accouchement, nouvelle conception ; oppression, aggravation marquée à partir du 5e mois ; quelque temps après, avant l'accouchement on constatait des signes de tuberculose au premier degré.

De l'étude de ces neuf observations il résulte qu'il y a eu aggravation des symptômes thoraciques pendant tout le cours de la grossesse dans les observations suivantes : observation 70 pendant la deuxième grossesse ; observation 71 pendant la deuxième grossesse ; observation 82 pendant la sixième grossesse ; observation 86 pendant la sixième grossesse ; observation 90 pendant la deuxième grossesse, (amendement au dernier mois), observation 95 pendant la troisième grossesse.

Il y a eu aggravation pendant une partie de la grossesse : aux derniers mois de la quatrième grossesse de l'observation 75, (il y a eu amendement pendant les premiers mois). Dans l'observation 86 la toux qui n'était pas revenue depuis longtemps, réapparaît au dernier mois de la cinquième grossesse.

Il y a eu amendement dans les symptômes pendant la grossesse dans les observations suivantes : observation 91, disparition de la toux pendant la deuxième grossesse, réapparition après l'accouchement ; on diagnostique phthisie ; il y a eu chez la même femme disparition des symptômes pulmonaires pendant la troisième grossesse. Observation 92, amélioration pendant le cours de la deuxième grossesse. Observation 75, amendement pendant les six premiers mois, aggravation aux derniers. Observation 90, amendement au dernier mois de la deuxième grossesse, (il y avait eu aggravation pendant les premiers mois). Observation 86, pendant le cours de la quatrième grossesse. La maladie n'a pas parue influencée pendant le cours de la cinquième grossesse dans l'observation 82.

En somme, sur 13 grossesses il y a eu aggravation pendant tout leur cours, six fois ; pendant une partie, deux fois ; il y a eu amendement pendant toute la grossesse, quatre fois ; pendant une partie deux fois ; la maladie n'a pas été influencée, une fois. Je ferai remarquer qu'il n'y a pas eu d'amendement chez les femmes qui présentaient des antécédents héréditaires tuberculeux. Chez quelques femmes, on a observé une légère amélioration pendant les premiers jours qui ont suivi l'accouchement, mais chez toutes il y a eu ensuite une notable aggravation; ainsi nous voyons que la femme de l'observation 71 est morte sept jours après son accouchement, celle de l'observation 75, douze jours après; celle de l'observation 82, était mourante neuf jours après; celle de l'observation 86 avait des cavernes trois mois après; celle de l'observation 90 est morte deux mois après; celle de l'observation 91 avait des cavernes après l'accouchement; celle de l'observation 92 est morte deux ans après; celles des observations 70 et 75 n'étaient pas encore accouchées et présentaient la première des signes au deuxième degré, la deuxième au premier degré.

Quelle a été l'influence de la phthisie sur la marche de la grossesse?

La femme de l'obs. 71 est accouchée à 7 mois, l'enfant ne vécut que 12 heures. L'enfant de la femme de l'obs. 75, était petit, faible; il est mort avant le douzième jour. L'enfant de la femme de l'obs. 82 est venu quelques jours avant terme. Les autres enfants sont venus à terme, mais ils n'ont pas été allaités par leurs mères.

Pour résumer ce qui précède : 6 femmes ont pu devenir une fois enceintes après le début de la toux : 5 ont eu une aggravation; et des symptômes plus ou moins sérieux se sont développés pendant le cours de la grossesse. Une femme toussait depuis un an, lorsqu'elle devint enceinte, des signes de phthisie se développent pendant la grossesse, et au septième mois on constatait des signes de phthisie au deuxième degré. Une autre femme toussait depuis un an, aggravation pendant la deuxième grossesse, accouchement à 7 mois, mort une semaine après ; l'enfant vécut 12 heures. Une autre femme avait des signes de début de tuberculose lorsqu'elle devint enceinte pour la quatrième fois, aggravation pendant le cours de la grossesse, accouchement à terme, mort 12 jours après ; l'enfant est mort avant la mère. Une autre femme toussait lorsqu'elle devint enceinte, signes de phthisie pendant la grossesse, mort deux mois après l'accouchement. Une autre femme avait de la toux depuis son deuxième accouchement, aggravation pendant le cours de la troisième grossesse, et avant l'accouchement des signes au premier degré.

Une femme avait commencé à tousser pendant l'allaitement ; après la cessation de l'allaitement on constata un amendement ; devenue de nouveau enceinte l'amélioration s'accentua pendant la grossesse, mais deux ans après l'accouchement, elle succombait phthisique.

Trois femmes ont pu devenir plusieurs fois enceintes après le début de la toux. Chez une on observait des signes de début de tuberculose après le quatrième allaitement ; devenue de nouveau enceinte, les symptômes continuèrent sans que la malade parût influencée par le nouvel état ; aggravation après l'accouchement, pas d'allaitement. — Nouvelle grossesse ; aggravation, accouchement quelques jours avant terme ; la femme était mourante 9 jours après l'accouchement.

Une autre femme toussait après son troisième accouchement ; pendant la quatrième grossesse elle ne toussa pas ; elle fut prise de toux fréquente dans les derniers mois de la cinquième ; pas d'allaitements ; signes de phthisie ; sixième grossesse, aggravation, accouchement à terme ; 3 mois après signes de phthisie au troisième degré.

Enfin chez la dernière femme, la toux disparut pendant la deuxième grossesse, réapparut après l'accouchement ; signes de phthisie, troisième grossesse ; disparition des symptômes pulmonaires, accouchement, aggravation, cavernes peu de temps après l'accouchement.

De l'étude de ces observations il résulte, que dès que les femmes présentaient des signes de phthisie, elles ne pouvaient devenir enceintes qu'une ou deux fois.

Sur les 11 grossesses dont l'accouchement avait déjà eu lieu, une s'est terminée à 7 mois, l'enfant ne vécut que 12 heures ; une autre, peu de jours avant terme ; un enfant est mort peu de jours après la naissance ; les autres enfants sont venus à terme ; ils étaient bien développés, ils n'ont pas été allaités par leur mère, six femmes n'auraient pas pu le faire ; presque toutes ces femmes avaient allaité leurs enfants, venus avant le début de la toux.

Précisons l'influence de la phthisie sur la lactation.

Obs. 75, symptômes de début de tuberculose après le troisième accouchement, pas de lait après le quatrième (mort 12 jours après). Obs. 82, signes de tuberculose au début après un quatrième allaitement de 17 mois, pas d'allaitement à cause de la mauvaise santé après le cinquième accouchement ; pas de lait après le sixième (mourante 9 jours après). Obs. 86, pas d'allaitement après le cinquième, signes de phthisie : pas d'allaitement après le sixième accouchement (3 mois après cavernes).

Obs. 91, toux après un allaitement de 10 mois ; signes de phthisie après le deuxième accouchement, pas d'allaitement. Obs. 92, pendant l'allaitement des symptômes de phthisie se développent et forcent la femme à suspendre la lactation, ce qui fut suivi d'amendement.

VI.

Cas dans lesquels des femmes ayant commencé à tousser pendant une grossesse sont devenues de nouveau enceintes.

(Observations 20, 25, 48, 62).

Quatre femmes ont commencé à tousser pendant la grossesse, et elles ont pu devenir de nouveau enceintes.

Voici le résumé des observations.

Obs. 20. — Toux dans les premiers mois de la troisième grossesse, aggravation qui détermine un avortement à cinq mois ; légère amélioration pendant trois mois ; nouvelle conception ; signes rationnels de phthisie, notable aggravation ; accouchement à huit mois et demi ; pas de lait ; mort 6 jours après (antécédents héréditaires tuberculeux, jamais de toux avant la troisième grossesse). Les deux premiers enfants furent allaités par la mère, ils sont vivants. Le dernier enfant est mort atrepsié.

Obs. 29. — Pas d'hérédité tuberculeuse. huit grossesses en 18 ans, huit allaitements prolongés ; deux enfants vivants, les autres sont morts de maladies fébriles. Toux au commencement de la neuvième grossesse, avortement à deux mois ; la toux continue ; dixième conception : signes rationnels de phthisie, qui marchent rapidement ; à la fin de la grossesse : sueurs et crachats abondants, fièvre avec redoublements, hémoptysies, signes de caverne pulmonaire, œdème de la glotte ; on rompit les membranes à peu près à terme, il naquit un enfant qui partit en nourrice ; la femme mourut treize jours après l'accouchement.

Obs. 48. — Pas d'hérédité tuberculeuse ; allaitement pendant vingt-deux mois ; nouvelle grossesse ; toux au dernier mois, qui augmente après l'accouchement ; des signes rationnels de phthisie qui s'étaient développés empêchèrent de prolonger l'allaitement au-delà de quatre mois ; elle entra à l'hôpital où elle resta cinq mois. Nouvelle grossesse : pendant les premiers mois la malade toussait, mais elle n'était pas gênée ; notable aggravation pendant les deux derniers mois ; accouchement à terme, pas de lait ; amendement pendant deux mois, suivi d'une nouvelle aggravation ; et huit mois après l'accouchement on constatait des signes de cavernes au sommet des poumons Le premier enfant est mort à vingt-deux mois ; l'observation ne donne pas de renseignements sur les autres.

Obs. 62. — Hérédité inconnue (le début de la toux n'est pas bien indiqué dans l'observation) ; la toux que la malade avait pendant sa première grossesse détermina l'accouchement à sept mois et demi ; hémoptysies après l'accouchement ; amendement. Trois nouvelles grossesses dont chacune s'est terminée par un accouchement à six et sept mois d'enfants morts ; la femme est morte peu d'heures après l'accouchement, ayant été prise d'hémoptysies et convulsions.

Ainsi : trois femmes commencent à tousser pendant la grossesse : deux dans les premiers mois ; elles avortent à deux et à cinq mois ; deviennent de nouveau enceintes ; aggravation progressive pendant la grossesse ; l'une, accouche à huit mois et demi, et meurt 6 jours après, l'autre accouche à peu près à terme et meurt 13 jours après. La troisième femme commence à tousser aux derniers mois de la grossesse : sa maladie l'empêche d'allaiter au-delà de quatre mois ; elle devient de nouveau enceinte, les symptômes continuent, s'aggravent aux derniers mois ; elle accouche à terme, n'a pas de lait ; huit mois après on constatait des signes de cavernes pulmonaires (remarquons que cette femme avait fait un allaitement de vingt-deux mois).

Enfin notre dernière malade toussait pendant sa première grossesse ; accoucha à 7 mois et demi, put devenir trois fois enceinte, mais chaque fois elle accoucha à 6 et 7 mois, d'enfants morts, elle mourut peu d'heures après le dernier accouchement.

Par conséquent sur neuf conceptions il y a eu : deux avortements à 2 et à 5 mois ; deux accouchements peu de jours avant terme ; quatre accouchements de 6 à 7 mois et demi, d'enfants morts ; un seul accouchement à terme ; cette femme est la seule qui ait survécu quelque temps.

Je ferai remarquer que trois de ces femmes avaient fait des allaitements prolongés après leurs premiers accouchements. Ainsi la femme de l'observation 48 allaita son premier enfant pendant 22 mois ; son deuxième pendant 4 mois, elle dut suspendre à cause de sa santé ; après le troisième accouchement, elle n'avait plus de lait. La femme de l'observation 20 avait fait deux allaitements prolongés, avait toussé pendant les premiers mois de la troisième grossesse et avorté à 5 mois, signes de phthisie ; nouvelle grossesse : aggravation et après l'accouchement elle n'avait plus de lait. La femme de l'observation 29 avait allaité ses huit enfants pendant longtemps ; commença à tousser au début de sa neuvième grossesse, avorta à 2 mois ; aggravation progressive pendant la dixième grossesse, pas de lait après l'accouchement. Ces deux dernières femmes sont mortes peu de jours après l'accouchement.

Les symptômes pulmonaires se sont aggravés chez toutes ces femmes pendant la grossesse : deux fois pendant toute la grossesse ; six fois pendant les premiers mois ; une fois pendant les derniers mois.

VII

Cas dans lesquels la toux a débuté pendant la première moitié de la grossesse chez des femmes qui avaient des antécédents héréditaires tuberculeux.

(Observations 20 à 24).

Obs. 20 (*personnelle*). — N. N... 30 ans, est accouchée à l'Hôtel-Dieu dans le service de M. Hérard le 7 octobre 1875.

Son père est mort poitrinaire ; sa santé habituelle a toujours été bonne jusqu'à l'âge de 28 ans et demi ; premier accouchement à terme à 19 ans, deuxième à 24 ans, les grossesses et les suites ont été normales, allaitements ; les enfants sont vivants, jamais elle n'a souffert de privations ; il y a 17 mois elle devint enceinte pour la 3me fois ; peu de temps après, elle se refroidit, et commença à tousser, en peu de temps la toux devint très-fréquente, la malade commença à maigrir ; au 5me mois, la toux était tellement violente, que sous l'influence des efforts, produit par les quintes, elle avorta ; pendant les 3 mois suivants, la toux continua, quoique moins violente ; au bout de ce temps, nouvelle conception : la toux devint très-fréquente, puis la femme fut prise de sueurs nocturnes, de fièvre, et expectorait des crachats jaunes, vomissements à la suite des quintes de toux, hémoptysies à 8 mois ; l'état devint de plus en plus grave, et la femme accoucha à 8 mois et demi. Je vis la malade quatre jours après l'accouchement ; elle était d'une maigreur excessive ; il n'y avait pas eu de sécrétion lactée ; elle toussait constamment, elle ne pouvait plus dormir et avait des accès de suffocation, elle était dans un tel état d'affaiblissement que je ne voulus pas la fatiguer davantage en procédant à 'examen de la poitrine ; elle mourut deux jours après.

L'enfant était très-petit, maigre, viable, mais les yeux étaient enfoncés dans les orbites, ses joues devenaient dures; je crois qu'il n'a pas vécu.

Voici une femme présentant des antécédents héréditaires, mais d'une bonne santé habituelle, qui a eu à 19 ans un premier accouchement, à 24 ans un second, tous deux normaux ; à 28 ans 3me grossesse, dès le début elle s'est mise à tousser, la toux devint si violente qu'elle avorta au 5me mois, la toux diminua après l'accouchement ; trois mois après, elle devient de nouveau enceinte, les symptômes rationnels se développent, marchent rapidement, déterminant l'accouchement prématuré à huit mois et demi ; il n'y a pas eu d'amendement après l'accouchement, et la femme mourut cachectique six jours après. L'enfant était petit, maigre, viable; il était vivant, lorsque je le vis, mais je crois qu'il n'a pas vécu.

OBSERVATION 21. — Thèse Pacull, p. 9.

20 ans, Antécédents héréditaires, bonne santé habituelle; vers le 3e mois de sa première grossesse elle commence à tousser, des signes rationnels de phthisie se développent et elle meurt peu de jours après l'accouchement, de phthisie pulmonaire. L'observation ne parle pas de l'enfant.

OBSERVATION 22. — Th. Pacull, p. 9.

Une observation semblable à la précédente.

OBSERVATION 23. — Le Dr Lobgeois a publié in *Gazette des Hôpitaux*, octobre 1851, deux observations dont la première a été déjà indiquée.

Thiéphine, 24 ans antécédents héréditaire tuberculeux, bonne santé habituelle, elle n'avait jamais toussé avant sa troisième grossesse ; au début de celle-ci elle commence à tousser, à 5 mois diarrhée, caverne pulmonaire ; accouchement prématuré à 7 mois sous l'influence du mauvais état général. La femme mourut phthisique deux mois après, l'enfant ne vécut que peu de jours ; avant cette grossesse elle en avait eu deux, les enfants sont morts en bas âge.

OBSERVATION 24. — La cinquième de la Th. de Caresme.

Hérédité, mauvaise santé, mauvaise hygiène, rhumes ; à 17 ans et demi grossesse ; pas de vomissements, pas de fatigues ; dans les premiers mois refroidissement, bronchite, puis amélioration, accouchement à 7 mois et demi sans cause connue ; l'enfant ne vécut que 23 jours ; la mère n'avait pas de lait ; faiblesse après l'accouchement ; les règles ne reviennent qu'au bout de 5 mois ; signes rationnels de phthisie ; dix mois après l'accouchement, les règles se suppriment ; 16 mois après l'accouchement mort cachectique.

Cinq femmes ayant des antécédents héréditaires tuberculeux mais qui ne toussaient pas avant leur grossesse, ont été prises de toux pendant la première moitié de la gestation. Chez 4 femmes, leur santé habituelle, de même que leur hygiène, avait été bonne ; il n'y en a qu'une qui avait une mauvaise hygiène et une mauvaise santé, mais c'est précisément celle-ci qui a survécu le plus longtemps.

Les femmes des obs. 21, 22, 24, n'ont eu qu'une seule grossesse et c'est dans sa première moitié que les accidents thoraciques se sont déclarés ; tandis que dans les obs. 20 et 23 c'est dans le commencement de leur troisième gestation ; il n'y avait eu aucune cause débilitante entre le 2° accouchement et la troisième grossesse dans l'obs. 20 ; il s'était écoulé 4 ans ; cette femme avait allaité ses deux enfants. La femme de l'obs. 23 n'avait pas allaité pendant longtemps ; les enfants sont morts en bas âge.

L'affection a suivi une marche progressive dans tous les

cas. Obs. 20, toux dans les premiers mois de la 3e grossesse ; aggravation à 4 mois ; avortement à 5 ; légère amélioration pendant 3 mois ; nouvelle conception : des signes rationnels de phthisie se développent, notable aggravation ; accouchement à 8 mois et demi ; pas de lait, mort 6 jours après.

Obs. 21. Signes rationnels de phthisie se développant dans la première moitié de la grossesse, accouchement à terme, mort de phthisie peu de jours après. L'obs. 22 est semblable à la précédente.

Obs. 23. Toux au début de la 3me grossesse ; signes rationnels de phthisie, cavernes à 5 mois ; accouchement à 7 mois ; mort de phthisie deux mois après.

Obs. 24. Refroidissement, bronchite au début de la grossesse, accouchement à 7 mois et demi, pas de lait ; signes rationnels et phthisie après l'accouchement, et mort de phthisie 16 mois après.

Ainsi, nous voyons 5 femmes présentant des antécédents héréditaires tuberculeux qui commencèrent à tousser dans la première moitié de leur grossesse ; celle de l'obs. 20 a un avortement à 5 mois, et un accouchement prématuré à 8 mois et demi, elle meurt 6 jours après ; celles des obs. 23 et 24 accouchent à 7 mois et à 7 mois et demi, la première meurt 2 mois après, la deuxième 16 mois après ; il n'y a que celles des obs. 21 et 22 qui vont jusqu'à terme, mais elles meurent peu de jours après.

Le tableau est très-sombre : quatre femmes meurent peu de jours après l'accouchement, il n'y en a qu'une qui aille jusqu'à 16 mois ; remarquons la rapidité de la marche.

Précisons maintenant le sort du produit de la conception.

Obs. 20. Quatre conceptions : dans les deux premières,

l'accouchement se fait à terme ; la femme n'était pas malade, elle allaite ses enfants, ils étaient vivants lorsque l'observation fut prise ; la femme devient malade peu de temps après sa troisième conception, elle avorte à 5 mois ; il y a une quatrième conception ; elle accouche à 8 mois et demi, je suis à peu près sûr que l'enfant est mort peu de jours après sa naissance, il s'atrepsiait.

Obs. 23. Trois conceptions : les deux premières grossesses sont allées jusqu'à terme ; la femme n'était pas malade, mais les enfants sont morts en bas âge ; la femme devient malade peu de temps après la troisième conception, elle accouche à 7 mois et demi, l'enfant né vécut que peu de jours.

Obs. 24. Accouchement à 7 mois et demi ; la femme n'avait pas de lait, l'enfant ne vécut que 23 jours.

Obs. 21 et 22. Accouchement à terme, mais on ne sait pas le sort des enfants.

Dans cette série d'observations, on voit d'une manière très-manifeste l'influence de la phthisie sur la marche de la grossesse. Tant que la femme de la 20e observation n'était pas phthisique, elle a eu deux grossesses qui sont allées jusqu'à terme, elle a allaité ses enfants et ils ont vécu ; mais dès qu'elle est devenue phthisique, elle a avorté à 5 mois et accouché prématurément à 8 mois et demi ; tant que la femme de l'obs. 23 n'était pas phthisique, elle mena deux grossesses à terme, mais lorsqu'elle devint phthisique elle accoucha à 7 mois. Dans l'obs. 24 nous voyons une primipare qui commença à tousser dans les premiers mois de sa grossesse et qui accoucha à 7 mois et demi.

Pour me résumer je dirai : que cinq femmes appartenant

à une famille de phthisiques ont commencé à tousser dans la première moitié de leur grossesse : deux sont allées jusqu'à terme, elles sont mortes peu de jours après l'accouchement ; deux accouchent l'une à 7 mois, l'autre à 7 mois et demi, la première meurt deux mois après, la deuxième 16 mois après ; la cinquième femme a un avortement à 5 mois, et quelques mois après un accouchement avant terme à 8 mois et demi, elle meurt 6 jours après. Les produits de ces grossesses sont morts peu de jours après leur naissance, excepté peut-être ceux dont la vie intra-utérine avait duré 9 mois ; mais ils auront à lutter contre tous les inconvénients d'un allaitement artificiel.

VIII.

*Cas dans lesquels la toux a débuté pendant la première
moitié de la grossesse chez des femmes qui n'avaient
pas d'antécédents héréditaires tuberculeux.*

(Observations 25-34).

Obs. 25 (*personnelle*). — Boyer Emilie, 17 ans et demi, coton-
nière, née à Colombes; à Paris depuis 4 ans, est entrée le 26 janvier
1875, à la Pitié dans le service de M. Gallard, salle du Rosaire, 36.

A l'âge de 6 ans, maladie grave; réglée à 11 ans; la menstruation a été
régulière jusqu'à 15; elle s'enrhumait quelquefois, mais elle toussait
rarement ; à 14 ans elle entre dans une fabrique de colle ; elle y reste
jusqu'à 16 ans, âge auquel elle entra dans une fabrique d'ouate;
deux mois après elle devenait enceinte et commençait à tousser, ce
qu'elle attribuait aux poussières et aux vapeurs de chlore, parce que,
d'après elle, dès qu'elle sortait à l'air, la toux cessait; mais vers le
milieu de la grossesse elle toussait aussi bien à la fabrique que chez
elle; la toux était sèche; à cette époque elle n'avait pas de privations;
elle n'a pas eu de vomissements pendant la gestation. L'accouchement
se fit à terme le 11 décembre 1873 : deux jours après elle allait à la
cour chercher un seau d'eau; à la suite de cette imprudence elle fut
très-malade, ce qui ne l'empêcha pas de rentrer à sa fabrique 20 jours
après l'accouchement; elle allaitait sa fille ; la toux qui n'avait pas
cessé après l'accouchement, devint plus fréquente ; elle s'aperçut de
sueurs nocturnes, puis de fièvre, et devint peu à peu si faible que 6
mois après l'accouchement elle devait renoncer à tout travail, sa mère
était aussi malade; son amant la voyant malade ne voulut plus donner
d'argent, la misère envahit la maison; le peu de pain qu'elle pouvait

avoir, elle le trempait dans l'eau et le donnait à l'enfant qui continuait à prendre le sein ; elle arriva à une telle faiblesse que ses jambes se ployaient sous elle ; il y a six semaines elle gagna le lit pour ne plus le quitter, c'est alors qu'elle sevra l'enfant ; les quintes de toux faisaient vomir le peu qu'elle prenait ; c'est à bout de ressources qu'elle entra à l'hôpital.

Elle appartient à une nombreuse famille, neuf frères et sœurs: quatre sont morts du choléra; trois, de croup, rougeole, bronchite, il ne reste qu'elle, et un frère âgé de 33 ans qui ne tousse pas ; sa mère est vivante et ne tousse pas ; son père est mort d'accident, elle ne connaît pas d'autres parents.

Je l'examinai trois jours après son entrée à l'hôpital, son état était le snivant : visage pâle, plaqué de rouge sur les joues, fièvre vive, toux fréquente qui empêche le sommeil ; crache peu, jamais d'hémoptysie ni de diarrhée, elle a changé deux chemises, la nuit dernière, trempées de sueur ; à une certaine distance de son lit, on entend un râlement trachéo-bronchique ; points douloureux dans la poitrine ; la percussion et l'auscultation font reconnaître une forte induration du sommet des poumons, sans caverne.

Un mois après, aux symptômes précédents il s'était ajouté un amaigrissement considérable. Des crachats nummulaires abondants ; diarrhée, vomissements fréquents ; elle ne se levait plus ; dyspnée intense ; ne mangeait plus ; et l'on constatait une caverne au sommet du poumon gauche.

Trois semaines plus tard, la malade est à la dernière période ; muguet ; effrayée, elle se fait conduire chez elle, où certainement elle est morte peu de temps après, quinze mois après l'accouchement ; l'enfant était chez elle.

Voici une jeune fille sans antécédents héréditaires, s'enrhumant un peu les hivers. A 16 ans, elle entre dans une fabrique d'ouate, devient enceinte ; sous l'influence de l'action irritante des poussières et des vapeurs de chlore, ajoutée à l'action débilitante de la grossesse, elle est prise d'une toux qui ne devait plus la quitter, la grossesse fut normale ; vingt jours après l'accouchement elle reprend son travail : la toux devient plus fréquente que jamais ; six mois après les symptômes pulmonaires la forcent à abandonner tout travail ; misère pendant les six mois suivants, l'allaitement ne cesse que lorsque cette fille ne pouvant plus se tenir sur ses jambes, se voit forcée de gagner le lit ; quinze mois après l'accouchement elle était au dernier degré de la phthisie pulmonaire.

Ici tout s'est réuni pour faire éclater la maladie : vapeurs irritantes, grossesse, puis vapeurs irritantes, allaitement prolongé et misère, chez une fille prédisposée, et qui était très-jeune.

Obs. 26 (*personnelle*). — Bouche Léonie, 20 ans, lingère, née à Clamecy (Nièvre) est à Paris depuis 3 ans, entrée le 14 juillet 1874, à la Pitié, service de M. Gallard, salle du Rosaire n° 26.

Réglée à 15 ans ; jusqu'à 17 ans pas de maladie ; mariée à 17 ans, sa santé habituelle avait été bonne ; première grossesse au mois d'août 1872 ; avant le mariage, après, et pendant la gestation privations de toutes sortes ; pas d'antécédents héréditaires tuberculeux.

Au mois de septembre, alors qu'elle était enceinte d'un mois, elle fut prise d'une toux sèche, qui était très-fréquente le cinquième et sixième mois ; vers le septième elle diminua un peu, mais elle ne cessa pas ; l'accouchement se fit à terme, elle allaita son enfant 10 mois ; il est vivant ; c'est après le sevrage que la toux devint plus fréquente et que la femme vit se succéder les sueurs nocturnes, les crachats, la fièvre ; les règles sont revenues après le sevrage ; 4 mois après celui-ci, se trouvant plus malade, elle entra à l'hôpital, c'est alors que je pus l'examiner. Femme anémique, teint décoloré, amaigrissement très-marqué, sueurs nocturnes, fièvre, peu de crachats, la toux la réveille, **pas de diarrhée, pas d'œdème.**

Fosse sous-claviculaire gauche : submatité, expiration prolongée, craquements ; f. sus-épineuse gauche : submatité, expiration soufflante, respiration saccadée ; f. sous-claviculaire droite : matité, souffle, frottements ; f. sus-épineuse : matité, souffle caverneux, râles sous-crépitants, retentissement de la voix.

Après un mois de repos, elle quitta l'hôpital se trouvant soulagée ; l'intensité des symptômes avait diminué un peu.

Voici une femme ne présentant pas d'antécédents héréditaires tuberculeux, ayant toujours eu une bonne santé, malgré une mauvaise hygiène, qui commence à tousser un mois après le début de la grossesse, la toux était très-fréquente vers le cinquième et le sixième mois, ensuite elle diminua un peu. Après un allaitement de 10 mois, sevrage, les symptômes dépendant de la lésion pulmonaire se développent rapidement, et 14 mois après l'accouchement, elle présentait une caverne au sommet du poumon droit ; la grossesse et puis l'allaitement chez une femme qui était dans la misère ont affaibli la malade, et la phthisie a pu se développer.

Obs. 27 (*personnelle*). — Legad Marie, 19 ans, passementière, née à Château La Vallière (Indre-et-Loire) est entrée le 27 mai 1875 à la Pitié dans le service de M. le professeur Lorain, salle Notre-Dame.

Réglée à 13 ans, régulièrement, pas de maladie avant celle qui l'amène à l'hôpital, pas d'hérédité ; elle devint enceinte au mois d'octobre 1873, un mois après elle se met à tousser ; la toux ne fait qu'augmenter ; à la fin elle devient d'une fréquence désespérante ; sueurs abondantes, fièvre, dyspnée ; ce qui la force à entrer à l'hôpital. Trois jours après, sans autre cause que sa toux, le travail de l'accouchement se déclare et elle met au monde un enfant de sept mois qui vécut 36 heures ; pendant la grossesse, elle était forcée de prendre toutes sortes de précautions pour que sa famille ne s'aperçût pas de son état ; elle ne pouvait pas se soigner ; après l'accouchement la toux diminua un peu, mais la lésion pulmonaire continua à faire des progrès, et trois semaines après cette malheureuse fille était au dernier degré du marasme ; la peau est collée sur les os, les fosses sous-claviculaires fortement déprimées, sueurs abondantes ; diarrhée colliquative, crachats jaunes nummulaires très-abondants, jamais d'hémoptysie. Fosse sous-épineuse gauche : matité, souffle caverneux, gargouillements, pectoriloquie ; sommet droit : en avant matité, souffle, râles ; en arrière craquements, propagation du souffle de gauche ; quinze jours après elle est morte des progrès de sa maladie.

Il faut remarquer la rapidité avec laquelle la lésion pulmonaire a marché. Sans antécédents héréditaires, elle commence à tousser un mois après la conception : les signes rationnels de tubercules pulmonaires se développent ; à 7 mois accouchement prématuré, l'enfant ne vécut que 36 heures ; caverne pulmonaire, et cinq semaines après l'accouchement, elle mourait dans le dernier degré de marasme ; il n'y a que la grossesse qui en soit la cause, ajoutons le défaut de soins pour éviter qu'on découvrît son nouvel état.

Obs. 28 (*personnelle*). — Guquel Nathalie, 27 ans, domestique, est entrée à la Clinique le 30 septembre 1875, dans le service de M. le professeur Depaul, n° 2.

Pas d'antécédents héréditaires ; à 15 ans première apparition des règles, qui ne reviennent que deux ans après ; dans l'enfance, elle aurait eu le croup et la rougeole : sa santé jusqu'à l'âge de 25 ans a été bonne, jamais de toux ; à 25 ans elle vint à Paris et se place comme cuisinière ; elle gagne la vérole, et se fait soigner pendant 3 mois à Lourcine, d'où elle serait sortie guérie, et aurait repris son travail. Elle devint enceinte le 15 janvier 1875 ; 6 semaines après elle se refroidit et fut prise d'une toux qui dura deux mois ; elle avait en même temps la fièvre et crachait beaucoup ; tout cela se calma sans traitement ; à 4 mois et demi des accidents syphilitiques reviennent sous forme de gommes ; ce serait le nom qu'aurait donné à la maladie M. le professeur Trélat qui la traita dans son service à la Charité pendant un mois, d'où elle serait sortie guérie. A 6 mois, la toux revient avec fièvre et crachats abondants ; elle se calme de nouveau pour recommencer six semaines avant l'accouchement, et augmenter jusqu'à la délivrance ; mais cette fois les crachats contenaient des filets de sang. Chose curieuse et très-importante pour le clinicien ; à 8 mois les accidents syphilitiques sous forme de plaques muqueuses à la bouche, et d'éruption à la peau, apparaissent de nouveau ; 14 jours avant l'accouchement elle entra à la Clinique où M. Charpentier ordonna du proto-iodure de mercure ; l'accouchement eût lieu le 14 octobre, facilement, l'enfant était à terme et ne pesait que 2450 grammes ; 10 jours après sa naissance il n'avait pas de coryza, il tétait bien, et avait l'air de se porter assez bien. Lorsque cette femme n'était pas à l'hôpital, elle n'avait pas tout ce qu'il lui fallait, car elle n'avait pas beaucoup de travail, aussi elle éprouva un peu de misère. La toux qui était très-fréquente avant l'accouchement, diminua pendant 5 jours, mais après ce temps, elle revint très-fréquente s'accompagnant de fièvre, de sueurs nocturnes, et de crachats jaunes épais.

Fosse sus-épineuse droite : matité, expiration prolongée, soufflante ; au-dessous de l'épine : souffle caverneux, pectoriloquie, râles ; fosse sous-claviculaire : expiration prolongée, frottement, et râles ; au sommet gauche les signes indiquent de l'induration, — seize jours après l'accouchement, elle quitta l'hôpital toussant de plus en plus ; son enfant n'était pas souffrant.

Cette femme âgée de 27 ans, n'avait jamais toussé avant sa grossesse ; dans sa famille il n'y a personne qui tousse ; elle prend la syphilis il y a deux ans, elle est traitée pendant trois mois à Lourcine ; devient enceinte le 15 janvier 1875 ; six semaines après elle est prise de toux, qui dura deux mois ; à quatre mois et demi manifestations syphilitiques traitées par M. Trélat, à six mois réapparition de la oux, à huit mois nouveaux accidents syphilitiques ; toux à 7 mois et demi qui persiste jusqu'au moment de l'accouchement, de plus en plus gênante ; avec la toux, elle avait d'autres signes de tuberculose pulmonaire ; l'accouchement se fit à terme, l'enfant se portait bien, mais il ne pesait que 2450 grammes ; diminution de la toux pendant les cinq jours qui suivirent l'accouchement ; aggravation ensuite, et l'on constatait alors une caverne au sommet droit, et de l'induration pulmonaire à gauche.

Dans cette observation nous voyons la syphilis, la grossesse, la misère, tout est réuni pour affaiblir la malade et faire éclater la phthisie pulmonaire ; je ne crois pas que la lésion pulmonaire ait été de nature syphilitique.

Obs. 29 (*personnelle*). — Caillot Augustine, 33 ans, blanchisseuse, née à Marcelly-sur-Seine. Elle reste à Boulogne près Paris depuis 30 ans, est entrée le 16 septembre 1875 à la clinique, dans le service de M. le professeur Depaul, lit n° 35.

Réglée à 14 ans, mariée à 16 ans, sa santé était bonne, elle pesait 160 livres ; de 18 à 30 ans, 8 grossesses régulières, elle allaitait tous ses enfants, il n'en reste que deux de vivants, tous les autres sont morts de maladies fébriles ; jamais de privations, elle n'avait jamais toussé avant l'âge de 32 ans ; pas d'hérédité tuberculeuse ; elle vit ses règles au mois de septembre 1874, peu de temps après elle commence à tousser ; pas de règles au mois d'octobre, à la fin de novembre elle avorte à deux mois ; les règles reviennent en janvier, et c'est pour la dernière fois ; en juin elle sent remuer dans son ventre.

La toux qui avait commencé presque en même temps que sa 9me grossesse, ne cess. pas après l'avortement ; lorsque la 10mo grossesse arriva, la toux augmenta de fréquence ; bientôt les quintes déterminaient des vomissements alimentaires, et l'empêchaient de dormir ;

transpirations nocturnes ; fièvre, amaigrissement de moitié en peu de temps ; elle se soignait bien, les moyens ne lui manquaient pas ; en septembre elle n'avait plus de force pour marcher, accablée qu'elle était par la toux ; à cette époque elle eut deux fortes hémoptysies qui l'affaiblirent davantage ; craignant un accouchement difficile elle se fit conduire à la Clinique ; elle était toujours accouchée chez elle ; pendant les 15 premiers jours de repos a l'hôpital cette femme fut soulagée ; mais après, les symptômes devinrent de plus en plus graves ; elle toussait avec une fréquence désespérante ; elle vomissait tout ce qu'elle mangeait ; elle ne pouvait plus dormir ; il n'y avait que l'opium qui la soulageât un peu ; elle remplissait un grand crachoir ; plus tard vint une hémoptysie ; enfin enrouement, douleur laryngienne, et bientôt cette femme n'avait plus la force de parler. Je pus procéder à l'examen physique le 1er novembre, je constatai les signes des grosses cavernes au sommet des poumons et de la bronchite dans le reste de la poitrine ; le 4 novembre l'état était des plus graves, accès de suffocation, sous l'influence d'un œdème de la glotte ; on parla de trachéotomie si l'état devenait plus grave ; enfin la femme étant à peu près à son terme on rompit les membranes ; trois heures après, il naissait un enfant bien portant qui partit en nourrice ; tout de suite après l'accouchement tout le tableau symptomatique diminua beaucoup, mais sans être aussi effrayant il n'en continua pas moins ; 13 jours après l'accouchement elle mourait à la suite d'une série d'accès de suffocation, fut impossible de pratiquer l'autopsie.

Il s'agit ici d'une pauvre femme qui avait été toujours bien portante jusqu'à l'âge de 32 ans, et qui ne présentait aucun antécédent suspect ; de 18 à 30 ans, huit grossesses terminées par des accouchements à terme et des allaitements prolongés ; à 32 ans, 9me grossesse, et toux presque en même temps que le début de celle-ci, avortement à 2 mois ; trois mois après, 10me grossesse, les signes rationnels de phthisie se développent et marchent rapidement ; la situation est des plus graves au dernier mois, on constatait des cavernes ; œdème de la glotte ; la grossesse étant à peu près à terme, on rompit les membranes ; 3 heures après, naissait un enfant bien développé, qui partit en nourrice ; après l'accouchement l'intensité des symptômes diminua un peu ; malgré cela, 13 jours après la femme mourait sous le coup de la phthisie pulmonaire qui avait suivi une marche très-rapide.

Obs. 30 *(personnelle)* — Le 20 novembre 1875, il y avait à l'hôpital Saint-Antoine dans le service de M. Peter une femme de 25 ans, qui n'avait jamais toussé, et dans la famille de laquelle personne ne toussait. Sa santé habituelle était bonne; elle devint enceinte pour la première fois il y a 5 mois et demi; presque en même temps, elle commença à tousser ; au 2° mois, la toux était fréquente, au 3° mois elle transpirait la nuit, avait des petits frissons dans l'après midi, puis, le soir un peu de fièvre ; cet état existait le 5° mois, lorsque tout à coup, sans cause connue, elle fut prise des douleurs du travail et elle avorta ; tout de suite après, la toux diminua ; lorsque je l'examinai elle présentait des signes de tuberculose pulmonaire au premier degré ; elle allait quitter le service parce qu'elle était, disait-elle, complétement guérie.

Si courte qu'elle soit, cette observation est très-intéressante : une femme d'une bonne santé, sans antécédents héréditaires, qui n'a jamais toussé, devient enceinte ; des signes rationnels de tubercules pulmonaires se développent, et sans cause connue autre que sa toux, elle avorte à 5 mois ; 15 jours après on constatait des signes d'induration pulmonaire limitée aux sommets, mais elle se trouvait si bien qu'elle disait n'être plus malade. — Si cette femme n'avait pas avorté aurait-on observé cette amélioration dans l'état général?

Obs. 31 *(personnelle)*. — Barberet Marie, 28 ans, domestique, née à Giromagny (Haut-Rhin) est entrée le 17 novembre 1875 à Saint-Antoine dans le service de M. Brouardel, pavillon n° 3, lit 22. Menstruation régulière, bonne santé habituelle, jamais de toux, pas d'hérédité suspecte ; elle vint à Paris il y a 2 ans, elle se plaça comme femme de chambre ; elle n'a pas éprouvé de privations. Elle devint enceinte 4 mois après son arrivée ; un mois après son nouvel état, elle s'est mise à tousser à la suite d'un rhume; la toux était sèche, bientôt elle fut accompagnée de frissons le soir ; au septième mois elle était très-fatiguée, tant par la toux que par les sueurs, alors elle entra à la Charité ; elle respirait difficilement ; elle dit qu'on la traita pour une pleurésie, qu'on lui appliqua des vésicatoires ; elle resta en traitement pendant un mois ; rentrée chez elle, son état ne fit qu'empirer ; enfin elle accoucha à terme le 2 janvier 1875 à la Clinique; l'accouchement et ses suites n'ont rien présenté à noter, elle nourrit son enfant pendant un mois ; c'était un garçon qui partit ensuite en nourrice ; son état s'améliora après l'accouchement et surtout après la cessation de la lactation ; pendant les trois ou quatre mois suivants elle était un peu mieux ; mais peu à peu l'état de maladie observé avant l'accouchement revint, et 10 mois après l'accouchement, elle était forcée de rentrer à l'hôpital et c'est alors que je pus l'examiner.

Femme blonde, lymphatique, très-amaigrie, peau blanche, veines dilatées, saillantes, elle est en sueurs, a la diarrhée, n'a plus d'appétit, toux fréquente, crachats nummulaires en abondance, les règles ne sont pas revenues depuis 6 mois ; elle n'est pas enceinte ; jamais d'hémoptysie ;

Fosse sous-claviculaire droite : matité, souffle, craquements ; fosse sus-épineuse : matité, souffle caverneux, pectoriloquie, gargouillements ; à la base du même poumon : matité, frottements, on entend à peine le murmure vésiculaire.

Fosse sous-claviculaire gauche ; douleurs à la percussion, souffle

amphorique, râles humides ; fosse sus-épineuse : souffle, gargouillements.

Cette femme avait une bonne santé habituelle, dans sa
famille il n'y a pas de phthisiques ; elle n'a jamais eu de
privations ; devient enceinte et commence à tousser ; des
signes rationnels de phthisie pulmonaire se développent ;
à 7 mois on la traite pour une pleurésie probablement
tuberculeuse, la maladie fait des progrès ; l'accouchement
ne présente rien de particulier ; amendement après l'accouchement, qui s'accentua davantage après la cessation
de l'allaitement, puis quatre mois d'un état à peu près
satisfaisant ; mais ensuite la maladie prend le dessus et
dix mois après l'accouchement la femme était cachectique
et présentait les lésions de la phthisie à la dernière période.

Obs. 32. — La troisième de la thèse de Bahuaud.

Pas d'antécédents héréditaires. Bonne santé habituelle. Commence
à tousser au troisième mois de la grossesse ; on constate les signes de
phthisie au premier degré quelque temps après ; la maladie semblait
s'amender après l'accouchement.

Obs. 33. — La sixième de la thèse de Caillot.

Pas d'antécédents héréditaires, strumes, première grossesse et accouchement, rien à noter ; hypertrophie ganglionnaire généralisée ;
nouvelle grossesse, pendant laquelle les signes de phthisie se déclarent ; quinze jours après l'accouchement la femme mourait sous le
coup de la phthisie pulmonaire. L'enfant était bien développé et
vivant.

Obs. 34. — La première de la thèse de Delsouiller.

Age 20 ans, ouvrière en dentelle, lymphatique, pas d'antécédents
héréditaires, elle n'avait jamais toussé avant la grossesse, bien réglée,
mauvaise hygiène ; début de la toux deux mois après la conception ;

les signes de phthisie se développent, la grossesse va jusqu'à terme, l'accouchement se fait facilement ; mort de la mère peu de temps après l'accouchement sous le coup de la phthisie.

Dix femmes qui ne présentaient pas des antécédents héréditaires tuberculeux, et qui ne toussaient pas avant leur grossesse, ont commencé à tousser pendant la première moitié de leur gestation.

Chez huit, la santé habituelle était bonne ; chez quatre, l'hygiène n'était pas mauvaise, chez quatre, au contraire, elle était mauvaise (obs. 26, 27, 28 et 34).

La malade de l'observation 29, a eu huit grossesses régulières, suivies d'allaitements prolongés ; ce n'est qu'au début de la neuvième gestation qu'elle s'est mise à tousser, sans qu'il y ait eu aucun état maladif entre le huitième accouchement et la neuvième grossesse. Celle de l'obs. 33, était sous le coup d'une hypertrophie ganglionnaire généralisée lorsqu'elle devint enceinte pour la seconde fois, et c'est au début de cette gestation qu'elle s'est mise à tousser.

Toutes les autres femmes n'ont eu qu'une seule grossesse et c'est dans sa première moitié que les premiers symptômes de la tuberculose ont fait leur apparition.

La maladie a suivi une marche progressive dans tous les cas ; les observations ne disent pas que pendant le cours de la grossesse il y ait eu quelque complication, des vomissements, des dyspepsies qui affaiblissent tant quelques femmes.

Obs. 25. La toux augmente pendant la grossesse, accouchement à terme, allaitement ; peu de temps après, signes rationnels de phthisie ; l'allaitement est continué pendant un an ; aggravation de plus en plus marquée, et, 15 mois après l'accouchement, phthisie au dernier degré.

Obs. 26. La toux s'exagère au cinquième et sixième mois, diminue un peu à partir du septième ; accouchement à terme ; allaitement pendant 10 mois, aggravation, 14 mois après l'accouchement cavernes pulmonaires.

Obs. 27. Signes rationnels de phthisie, .aggravation au septième mois, qui détermine l'accouchement à 7 mois, cavernes pulmonaires, aggravation, mort cinq semaines après la délivrance.

Obs. 28. Mauvaise hygiène, mauvaise santé, syphilis ; toux pendant la grossesse, à trois reprises différentes ; aggravation à la dernière reprise, accidents syphilitiques à deux époques de la gestation, accouchement à terme, allaitement ; une semaine après l'accouchement caverne pulmonaire.

Obs. 29. Huit grossesses à terme, huit allaitements prolongés, toux au commencement de la neuvième, avortement à deux mois, la toux ne cesse pas, nouvelle grossesse, aggravation progressive, symptômes effrayants aux derniers temps de la grossesse, léger amendement après l'accouchement ; mort treize jours après.

Obs. 30. Signes rationnels de phthisie ; à partir du second mois aggravation ; avortement à cinq mois, suivi d'un certain amendement ; mais on constatait des signes de tuberculose pulmonaire au premier degré.

Obs. 31. Toux dans les premiers mois, signes rationnels de phthisie au septième mois ; accouchement à terme, léger amendement, allaitement pendant un mois, elle cesse l'allaitement, nouvelle amélioration pendant quatre mois, mais ensuite réapparition des symptômes thoraciques, et dix mois après l'accouchement, phthisie à la dernière période.

Obs. 32. Signes rationnels et physiques de phthisie avant l'accouchement, qui s'est fait à terme, léger amendement après l'accouchement.

Obs. 33. Première grossesse normale, hypertrophie ganglionnaire généralisée ; deuxième grossesse, signes de phthisie pulmonaire, aggravation et mort quinze jours après l'accouchement qui s'était fait à terme.

Obs. 34. Signes de phthisie dans le cours de la grossesse, accouchement à terme, mort peu de temps après.

Nous voyons donc que dix femmes commencent à tousser dans la première moitié de la grossesse ; dans l'observation 29, au commencement de la neuvième, avortement à deux mois ; nouvelle grossesse, accouchement à peu près à terme, mort treize jours après ; la femme de l'observation 33 accoucha à terme, mais elle meurt quinze jours après ; celle de l'observation 25 était mourante quinze mois après l'accouchement ; celle de l'observation 27 est morte cinq semaines après, celle de l'observation 34 peu de jours après.

Les autres femmes avaient les lésions suivantes : celle de l'observation 26 avait, quatorze mois après l'accouchement, des cavernes pulmonaires ; celle de l'observation 28 avait, une semaine après, une caverne ; celle de l'observation 31 était, dix mois après l'accouchement, à la dernière période de phthisie. Celle de l'observation 30 avorta à cinq mois, ce qui détermina un amendement, mais elle avait des signes de tuberculose pulmonaire au premier degré peu de jours après ; dans l'observation 32, amendement après l'accouchement ; mais on constatait des signes de phthisie au premier degré.

Par conséquent sur dix femmes : cinq étaient mortes sous le coup de la phthisie pulmonaire : quatre, peu de jours après l'accouchement ; une, 15 mois après ; trois avaient des cavernes pulmonaires ; deux étaient à la première période de la tuberculose pulmonaire et on observait un peu d'amendement ; si ces femmes ont été soumises à quelque cause débilitante, la maladie aura suivi une marche rapide. Ces deux femmes ne pouvaient pas avoir une bonne hygiène, ni suivre les conseils de la science qui pourraient les faire vivre pendant quelque temps.

Quel a été le sort du produit de la conception?

Obs. 29. Tant que la femme n'était pas malade, elle a mené à terme 8 grossesses, suivies d'allaitements prolongés ; il n'en reste que deux enfants vivants, les autres sont morts de maladies fébriles ; dès qu'elle a commencé à tousser, le produit de la conception s'en est ressenti ; il y a eu un avortement à deux mois ; elle a une dixième conception ; à peu près à terme, on rompit les membranes, l'enfant était bien portant; il partit en nourrice.

Obs. 27. Accouchement à 7 mois ; l'enfant ne vécut que 36 heures.

Obs. 30. Avortement à 5 mois.

L'accouchement s'est fait à terme et l'enfant était vivant

dans les observations suivantes : obs. 25, allaité par la mère pendant un an, il vivait 15 mois après la naissance (sa mère est morte phthisique trois mois après la cessation de l'allaitement).

Obs. 26. Allaité pendant 10 mois par la mère, il vivait 14 mois après la naissance ; (la mère avait des cavernes pulmonaires quatre mois après la cessation de l'allaitement).

Obs. 28. L'enfant pesait à la naissance 2450 grammes ; allaité par la mère, qui était syphilitique et phthisique ; il vivait encore et était bien portant quinze jours après sa naissance ; cet enfant a bien peu de chances de survivre, car il est petit, allaité par une mère syphilitique et phthisique à la fois et qui ne pourra jamais avoir une bonne hygiène ; du reste, elle ne pourra pas l'allaiter pendant bien longtemps.

Obs. 31. Allaité un mois par la mère, il partit en nourrice ; 10 mois après sa naissance, la mère était à la dernière période de la phthisie.

L'observation 32 ne dit pas s'il y a eu allaitement.

Les femmes des observations 33 et 34 n'ont pas pu allaiter ; elles succombèrent peu de jours après l'accouchement.

Pour résumer ce qui précède je dirai : que, sur dix femmes ne présentant pas d'antécédents héréditaires tuberculeux, et qui ont commencé à tousser dans la première moitié de la grossesse, quatre fois la grossesse ne va pas jusqu'à terme ; six femmes accouchent à terme ; quatre femmes meurent peu de jours après l'accouchement, une, quinze mois après ; trois avaient des cavernes pulmonaires quelque temps après l'accouchement ; deux étaient au premier degré de la phthisie. La femme qui est morte 15 mois après l'accouchement avait allaité pendant un an ; une autre femme allaita pendant 10 mois (elle avait des cavernes 14 mois après l'accouchement) ; une femme allaitait depuis 15 jours, mais l'enfant était très-petit (elle était syphilitique et avait des cavernes pulmonaires); cinq enfants sont partis en nourrice.

IX

*Cas dans lesquels la toux a débuté pendant la première
moitié de la grossesse chez des femmes dont les antécédents héréditaires étaient inconnus.*

(OBSERVATIONS 35-37).

OBS. 35. — La septième de la thèse de Bahuaud.

Age 25 ans, domestique, lymphatique, hérédité inconnue, bonne
santé habituelle; elle commença à tousser dès le début de sa première grossesse, les symptômes de phthisie pulmonaire se développèrent rapidement et déterminèrent l'accouchement prématuré à 8
mois et demi; après l'accouchement, la maladie continua à faire des
progrès.

OBS. 36. — Publiée par M. Robert (de Strasbourg) *in Gazette
médicale*, 1847.

Marie Müller, 33 ans, entrée à la Clinique d'accouchements de
Strasbourg, se disant enceinte pour la cinquième fois et au sixième
mois; elle avait commencé à tousser peu de temps après la conception; on constata les signes des cavernes pulmonaires; elle
accoucha à 7 mois d'un enfant féminin, vivant, petit, pesant 1040
grammes; aggravation de l'état de la mère et mort 30 heures après
l'accouchement; l'enfant est mort 24 heures après la mère.

OBS. 37 (*personnelle*). — Le 28 avril 1874, est entrée dans le
service de M. Gallard, à la Pitié, une femme de 29 ans, qui avait
toujours eu une bonne santé, mais dont l'hérédité est restée ignorée;
devenue enceinte au mois d'avril 1873, elle commença à tousser au
mois de juin, sa toux devint de plus en plus fréquente jusqu'au

moment de l'accouchement qui eut lieu à terme ; après la couche, la toux fut accompagnée de sueurs abondantes et de fièvre ; deux mois après, elle fut atteinte de rougeole ; la bronchite, qui complique cette fièvre éruptive, s'ajouta à la maladie de la poitrine déjà existante ; un mois plus tard elle entra à l'hôpital, parce que sa maladie avait eu tout-à-coup une aggravation très-notable ; elle présentait le tableau d'une phthisie aiguë ; quinze jours après son entrée elle mourait et, à l'autopsie, on constata une caverne au sommet du poumon gauche, et les deux poumons farcis par de tout petits tubercules, presque tous gris.

Ici, d'abord, la grossesse fit éclater la diathèse ; après l'accouchement, la rougeole détermina une poussée tuberculeuse aiguë qui enleva la malade.

Trois femmes ont commencé à tousser dans la première moitié de la grossesse, mais chez elles les observations ne nous donnent aucun renseignement sur l'hérédité.

Dans les obs. 35 et 37, c'est dans la première moitié de la première grossesse, c'est à la même époque de la cinquième que dans l'obs. 36, la femme a commencé à tousser.

Les femmes des obs. 35 et 37 avaient toujours eu une bonne santé. La maladie a suivi une marche très-rapide dans tous les cas.

Obs. 35. Les symptômes de phthisie pulmonaire se développent rapidement, déterminent l'accouchement prématuré à 8 mois et demi, la maladie continue à faire des progrès après l'accouchement.

Obs. 36. A six mois on constatait des cavernes ; aggravation et accouchement prématuré à 7 mois ; mort 30 heures après.

Obs. 37. La toux devint de plus en plus fréquente jusqu'au moment de l'accouchement, lequel eut lieu à terme; . des signes rationnels de phthisie se développèrent alors; rougeole, bronchite ; trois mois après l'accouchement, symptômes de phthisie aiguë, mort 15 jours après.

Voilà donc trois femmes dont la première accouche à 8 mois et demi et dont la maladie continue à faire des progrès ; la deuxième accouche à 7 mois et meurt 30 heures après ; la troisième accouche à terme et meurt 3 mois et demi après.

Quelle a été l'influence de la phthisie sur la marche de la grossesse ? Deux accouchements avant terme, dont l'un à 7 mois ; (l'enfant ne vécut que 54 heures) ; l'autre à 8 mois et demi, le sort de cet enfant est ignoré, de même que celui de l'observation 37.

Par conséquent, des trois femmes qui commencèrent à tousser dans la première moitié de leur grossesse, deux accouchent avant terme et l'autre à terme, et toutes les trois sont victimes de la phthisie pulmonaire peu de temps après l'accouchement.

X

Cas dans lesquels la toux a débuté pendant la seconde moitié de la grossesse chez des femmes qui avaient des antécédents héréditaires tuberculeux.

(OBSERVATIONS 38-44)

Obs. 38 (*personnelle*). — Nortafirage Jeanne, 26 ans, couturière, née à Orléans ; à Paris depuis 9 ans ; est entrée à la Pitié le 14 juillet 1874, dans le service de M. Gallard, salle du Rosaire n° 10.

Hérédité tuberculeuse, petite vérole à 12 ans, érysipèle avec complications cérébrales à 13 ans ; à 15 ans, huit jours après une grande frayeur, première apparition des règles, la deuxième ne se fit qu'à 17 ans. A 22 ans, pendant le siége de Paris premier accouchement, aucune privation alors ; deux ans plus tard fièvre intermittente, guérison ; quelques mois après, au mois de décembre 1872, elle vit sa dernière menstruation, pendant les quatre mois suivants, elle était très-bien, rien ne lui manquait, elle montait à cheval et faisait des excès de toutes sortes ; mais vers le cinquième mois elle est prise d'une petite toux sèche, qui devint fréquente, puis de douleur interscapulaire ; elle a eu peur et est allée habiter les environs de Paris, où elle mena une vie un peu moins irrégulière ; mais la toux devint violente ; les quintes déterminaient des vomissements ; elle avait très-soif et au lieu d'eau, elle buvait du Champagne ; pas de fièvre, pas de crachats ni d'hémoptysie ; enfin elle accouche facilement le 27 septembre 1873, elle n'allaite pas ; l'enfant est mort à 2 mois chez la nourrice.

La toux qui avait beaucoup augmenté dans les derniers temps de la grossesse, ne cessa pas après l'accouchement ; les règles revinrent deux mois après la couche ; 5 mois après, elle avait la fièvre, des sueurs nocturnes, une toux quinteuse, fatigante qui empêchait le sommeil ; dans cet état de santé elle ne pouvait plus avoir d'admirateurs ; c'est alors qu'elle commença à tomber ; bientôt elle est dans la misère et 10 mois après l'accouchement elle entrait à l'hôpital ; se plaignant de toux fréquente, d'expectorations abondantes, d'une fièvre presque continue, de sueurs nocturnes, de mal de gorge ; d'enrouement, de fortes douleurs d'oreilles, d'anorexie et d'une suppression des règles depuis 3 mois. A l'exploration de la poitrine on constatait les signes suivants :

Fosse sous-claviculaire droite : matité, craquements, souffle amphorique, pectoriloquie, fosses sus et sous-épineuse : matité, souffle caverneux, râles sous-crépitants ; fosse sous-claviculaire gauche : submatité, expiration prolongée, craquements secs ; fosse sus-épineuse : souffle, râles sous-crépitants, retentissement de la voix. La toux était si fréquente qu'elle empêchait de dormir ses voisines.

Peu de jours après son entrée, elle se plaint d'une douleur anale, et l'on constate un abcès de la marge de l'anus, elle passe dans le service de M. le professeur Verneuil où elle reste un mois ; puis elle quitte l'hôpital, pour rentrer peu de jours après dans le service de M. Desnos, là elle a une hémoptysie, elle reste 3 mois dans ce service ; elle quitte de nouveau l'hôpital pour y rentrer peu de jours après dans le service de M. Gallard d'où elle n'est plus sortie ; elle est morte le 6 mars 1875, c'est-à-dire un an et demi après l'accouchement, à peu près deux ans après le début des symptômes pulmonaires, ayant présenté le tableau clinique classique de la phthisie pulmonaire à sa dernière période.

Cette femme présentait des antécédents héréditaires tuberculeux, elle n'avait pas eu une bien bonne santé dans son enfance, mais elle n'avait pas toussé. A 20 ans elle commence à mener une vie déréglée, à 22 ans elle a un premier accouchement, et quoique ce fût pendant le siège, elle n'eut pas la moindre privation ; à 24 ans deuxième grossesse, les excès de toute sorte qu'elle faisait avant cet état continuèrent ; pendant 4 mois la grossesse ne présenta rien de particulier mais au 5me elle fut prise d'une toux qui devint très-fréquente dans les derniers jours de la grossesse ; la toux continua après la délivrance ; des signes rationnels de phthisie se développèrent ; 10 mois après l'accouchement on constatait déjà des cavernes ; et elle mourait un an et demi après l'accouchement dans la dernière période de la phthisie pulmonaire.

En somme chez une femme prédisposée par l'hérédité, et par la débauche, la grossesse a agi comme cause déterminante de la phthisie.

Obs. 39. - Andral, *Clinique médicale*, t. 4. p. 366.
Femme qui, née d'un père mort phthisique, était restée simplement délicate et sujette à s'enrhumer jusqu'à l'âge de 23 ans, époque à laquelle elle devint enceinte. Parvenue sans accident jusqu'au quatrième mois de sa grossesse, elle fut prise alors d'une abondante hémoptysie, qui se renouvela plusieurs fois, jusqu'au moment de l'accouchement. A peine celui-ci fut-il terminé qu'un nouveau crachement de sang survint ; une fièvre ardente s'allume, tous les signes de la phthisie pulmonaire la plus aiguë se développèrent, et 18 jours après son accouchement, la malade avait cessé d'exister.

Obs. 40 (*personnelle*). — Brisdoux Céline, domestique, 24 ans, née à Montillot (Yonne) est entrée le 21 avril 1874 à la Pitié dans le service de M. Gallard, salle du Rosaire, lit n° 1.
Menstruation régulière, bonne santé habituelle, un peu de lymphatisme — jamais de toux avant sa grossesse.
Au mois d'août 1871 elle devint enceinte, la gestation fut normale pendant les 7 premiers mois ; elle s'occupait de couture, et n'avait pas de privations, bonne hygiène ; à partir du septième mois elle fut prise d'une toux sans fièvre ni crachements, qui ne cessa point pen-

dant le reste de la gestation; accouchement à terme le 21 mai 1872, il fut normal ; elle n'allaita pas, l'enfant est mort en nourrice à 3 mois. Un mois après l'accouchement la toux augmenta, elle fut prise de dyspnée, elle fut traitée pour une pleurésie pendant 2 mois; la toux continua pendant un an sans aggravation, mais 16 mois après l'accouchement, hémoptysies; 4 mois plus tard, fièvre, sueurs nocturnes, crachats abondants; nouvelles hémoptysies; enfin cet état s'est maintenu en faisant des progrès lents jusqu'au mois d'août 1874, époque à laquelle elle eut une forte hémoptysie et c'est alors que je l'examinai. Pour ce qui concerne l'hérédité tuberculeuse, elle n'avait qu'un cousin germain mort phthisique.

Fosse sus-épineuse droite : matité, expiration prolongée et soufflante; sous l'épine de l'omoplate : souffle, craquements, râles sous-crépitants, retentissement de la voix ; dans les mêmes régions à gauche : matité, respiration saccadée, expiration prolongée, frottements; fosse sous-claviculaire droite : submatité, expiration prolongée, f. s. claviculaire gauche, faiblesse du murmure vésiculaire; à la base du poumon gauche on entend des frottements, reste de son ancienne pleurésie.

La malade quitta le service quinze jours après son entrée.

Voici une femme qui présentait des antécédents héréditaires suspects, mais qui avait toujours joui d'une bonne santé. Elle a été prise, au 7ᵐᵉ mois d'une grossesse normale et se développant dans des bonnes conditions hygiéniques, d'une toux, qui persista pendant le reste de la gestation ; l'accouchement ne présenta rien de particulier ; elle n'allaita pas ; un mois après l'accouchement, pleurésie, de laquelle elle se rétablit en peu de temps ; 16 mois après, la toux n'avait pas discontinué, première hémoptysie, d'autres se succèdent dans l'espace de deux ans, alors elle présentait tous les signes rationnels de la phthisie ; et 27 mois après la délivrance on constatait au sommet du poumon droit une caverne et au sommet gauche de l'induration pulmonaire.

Oʙs. 41. — Louis, *Recherches sur la phthisie*, 2ᵐᵉ édition 1843, donne une observation que M. Cossy lui avait communiquée.

26 ans, couturière, antécédents héréditaires suspects, mauvaise hygiène dans l'enfance ; première grossesse et suites heureuses ; mais à partir du 4ᵐᵉ mois de la deuxième des signes rationnels de phthisie se développent ; elle doit garder le lit pendant 5 mois ; léger amendement après l'accouchement ; elle peut travailler pendant 3 ou 4 mois, mais au bout de ce temps, elle dut s'aliter ; et elle mourait peu de temps après du fait de sa phthisie pulmonaire.

Oʙs. 42. — La quinzième de la th. de Caresme.

25 ans, hérédité, lymphatisme, mauvaise hygiène, grossesse à 21 ans, lactation de 16 mois, anémie consécutive, fatigues, privations deuxième grossesse : dyspepsie pendant la première moitié, à 5 mois douleurs dans la poitrine, amaigrissement, flueurs blanches ; à 5 mois et demi refroidissement, toux fréquente la nuit, qui va en augmentant jusqu'au moment de l'accouchement, crachats blancs, diminution de l'appétit, fièvre : à 7 mois et demi, douleurs dans les fosses sus-épineuses, l'expectoration devient jaune et abondante, affaiblissement ; accouchement à 8 mois et demi ; le travail fut facile, tout allait bien pendant huit jours, mais à partir du neuvième jour frissons, sueurs, toux, oppression, étouffements ; 3 semaines après l'accouchement signes de cavernes pulmonaires, deux mois après l'état empirait encore.

Oʙs. 43. — La seizième de la thèse de Caresme.

43 ans, hérédité, scrofule, 5 grossesses en 8 ans, affaiblissement à partir du troisième accouchement ; quatrième grossesse, l'affaiblissement augmente ; enceinte pour la cinquième fois : dans la première moitié tout se passe bien, mais au cinquième et sixième mois, toux, qui cesse, le septième, réapparaît le huitième, et cesse dans les derniers jours de la grossesse ; l'accouchement fut normal ; la toux reprit bientôt, et deux mois après on constatait des signes physiques et rationnels de phthisie pulmonaire avancée, l'observation ne dit pas si la femme allaitait.

Obs. 44. — La dix-huitième de la thèse de Caresme.

21 ans, hérédité, bonne santé habituelle, de 17 à 20 ans, mauvaise hygiène, privations, jamais de toux ; devient enceinte, il y a 18 mois ; pendant les 7 premiers mois il n'y a rien à noter ; mais le septième à la suite d'un refroidissement elle se mit à tousser, toux qui ne cessa pas après l'accouchement, mais au contraire augmenta, 3 mois après l'accouchement exacerbation à la suite d'un nouveau refroidissement, 3 mois plus tard hémoptysies, 9 mois après l'accouchement les règles n'étaient pas revenues, cavernes pulmonaires, cachexie et mort 11 mois après l'accouchement ; l'observation ne dit pas si la femme allaita.

Sept femmes ayant des antécédents héréditaires tuberculeux ont commencé à tousser dans la deuxième moitié de leur grossesse.

Chez quatre, l'hygiène était mauvaise, et la santé laissait à désirer, mais elles ne toussaient pas avant la grossesse qui a fait éclater la maladie.

C'est dans la deuxième moitié de la première grossesse que les femmes des observations 39, 40 et 44 ont commencé à tousser ; pendant la première moitié, la grossesse a été normale, les femmes n'ont pas souffert.

C'est dans la deuxième moitié de la deuxième grossesse que les femmes des observations 38, 41 et 42 ont commencé à tousser ; chez les deux premières, il n'y a pas eu de troubles pendant la première moitié de la grossesse ; chez la dernière on a constaté de la dyspepsie, (elle avait allaité pendant seize mois son premier enfant). C'est dans la deuxième moitié de la cinquième grossesse que la femme de l'observation 43 s'est mise à tousser, mais elle était affaiblie depuis le troisième accouchement.

La maladie a suivi chez toutes les femmes une marche progressive et rapide.

OBS. 38. La toux était très-fréquente et déterminait des vomissements dans les derniers temps de la deuxième grossesse ; accouchement à terme, pas d'allaitement, la toux continue, signes rationnels de phthisie cinq mois après ; cavernes dix mois après la délivrance, la femme meurt cachectique un an et demi après l'accouchement.

OBS. 39. Hémoptysies répétées jusqu'au moment de l'accouchement qui se fit à terme, phthisie aiguë, mort dix-huit jours après l'accouchement.

OBS. 40. Toux à sept mois, accouchement à terme, pas d'allaitement, signes rationnels de phthisie, la maladie fait des progrès et vingt-sept mois après l'accouchement, signes rationnels et physiques de phthisie pulmonaire avancée.

OBS. 41. Signes rationnels de phthisie dans la deuxième moitié de la seconde grossesse, la femme dut garder le lit pendant cinq mois, accouchement à terme, léger amendement, nouvelle aggravation trois mois après, et mort peu de temps après.

OBS. 42. Signes rationnels de phthisie au septième mois, aggravation, accouchement à 8 mois et demi, amendement pendant 8 jours, suivi d'une nouvelle aggravation ; on constatait les signes des cavernes pulmonaires ; deux mois après, l'état empirait.

OBS. 43. Toux au cinquième, sixième et huitième mois de la cinquième grossesse (5 grossesses en 8 ans) qui cesse dans le dernier mois ; deux mois après l'accouchement, signes de phthisie pulmonaire avancée.

OBS. 44. La toux augmenta après l'accouchement,

exacerbation 3 mois après, aggravation progressive ; mort 11 mois après l'accouchement.

Les obs. 38 et 40 disent qu'il n'y a pas eu d'allaitement.

Quoique les obs. 39, 41, 42, 43, 44, ne disent rien sur la lactation, on doit penser d'après l'étude de ces observations que les femmes n'auraient pas pu allaiter.

Ainsi, sur 7 femmes qui ont commencé à tousser dans la deuxième moitié de la grossesse, quatre sont mortes : celle de l'obs. 38, 18 mois après l'accouchement ; celle de l'obs. 39, 18 jours après la délivrance ; celle de l'obs. 41, 4 mois après, et celle de l'obs. 44, 11 mois après l'accouchement ; trois femmes vivaient encore : celle de l'obs. 40, 27 mois après, mais elle avait des cavernes pulmonaires ; celle de l'obs. 42, deux mois après, mais elle avait des cavernes pulmonaires et son état empirait encore ; celle de l'obs. 43, deux mois après, mais on constatait des signes de phthisie pulmonaire avancée.

Quel a été le sort du produit de la conception ?

L'enfant de la femme de l'obs. 38 est allé en nourrice où il est mort à 2 mois ; celui de l'obs. 40 est allé en nourrice où il est mort à 3 mois ; celui de l'obs. 42 est né à 8 mois et demi, l'observation ne dit rien sur son sort.

Dans toutes les autres observations il est dit que l'accouchement s'est fait à terme, mais on ne sait pas ce que sont devenus les enfants.

Par conséquent, sur 7 conceptions, il y a eu un accouchement à 8 mois et demi, et 6 à terme ; les observations n'indiquent le sort que de deux enfants et justement ceux-là, sont morts, à 2 et 3 mois, en nourrice.

Pour résumer ce qui précède nous dirons : que 7 femmes présentant des antécédents héréditaires tuberculeux, ont commencé à tousser dans la deuxième moitié de la grossesse : une seulement accoucha avant terme à 8 mois et demi ; aucune n'a allaité, presque toutes étaient trop malades pour le faire. Quatre sont mortes à 18 jours, 4 mois, 11 mois, 18 mois après l'accouchement. Trois femmes vivaient encore : deux, avaient des cavernes deux mois après l'accouchement ; l'autre, 27 mois après. On ne connaît que le sort de deux enfants, tous deux étaient morts en nourrice.

XI.

Cas dans lesquels la toux a commencé dans la seconde moitié de la grossesse chez des femmes qui n'avaient pas d'antécédents héréditaires tuberculeux.

(Observations 45-58).

Obs. 45 (*personnelle*). — Hogg Catherine, 24 ans, blanchisseuse, née à Sirentz (Haut-Rhin), est entrée le 16 août 1874, à la Pitié, service de M. Gallard, salle de Rosaire n° 33.

Menstruation régulière, jamais malade, jamais de toux, toujours à la campagne ; aucune privation, pas d'hérédité tuberculeuse. Elle vint à Paris il y a un an, deux mois après elle devenait enceinte ; la maison était humide ; bonne nourriture ; elle n'était pas gênée, ses parents n'étant pas à Paris ; pendant les sept premiers mois, la grossesse fut des plus régulières : mais après ce moment elle se mit à tousser, la toux était sèche, plus fréquente la nuit que le jour, accompagnée d'un peu de fièvre, puis de transpiration ; enfin à la fin de la grossesse, la toux était si fréquente la nuit qu'elle ne pouvait pas avoir un sommeil réparateur ; elle accoucha à Saint-Antoine, (5 heures de douleurs). Tout de suite après l'accouchement, elle éprouva une légère amélioration, mais peu de jours après, la fièvre, les sueurs nocturnes augmentent, elle commence à cracher, l'enfant était petit, il partit en nourrice; après l'accouchement, elle resta à l'hôpital neuf jours, mais rentrée chez elle son état empira, et elle dut rentrer à l'hôpital et c'est alors que je l'examinais : facies exprimant la fatigue, un peu d'hébétude, toux fréquente, qui détermine une douleur à l'épigastre suivie quelquefois de vomissements alimentaires, crachats de bronchite, avec quelques-uns nummulaires, fièvre sub-continue, sueurs abondantes, pas d'hémoptysie, diarrhée. Fosse sus-épineuse droite : matité, douleur à la percussion, expiration prolongée, soufflante, craquements, retentissement de la voix ; fosse sous-claviculaire : submatité, faiblesse du murmure vésiculaire ; fosse sous et sus-épineuse gauche : matité, souffle caverneux, râles sous-crépitants, pectoriloquie ; fosse sous-claviculaire gauche : la sonorité est à peu près normale, respiration saccadée, expiration prolongée.

Dix jours après son entrée, elle quittait le service plus malade qu'elle n'était entrée, pour retourner dans son pays.

Chez une femme qui avait toujours eu une bonne santé qui n'avait jamais toussé, qui n'avait pas d'hérédité tuberculeuse et qui n'avait jamais éprouvé de privations, il se déclara une toux au septième mois de sa première grossesse ; des signes de phthisie se développent, et un mois et demi après l'accouchement on constatait déjà une caverne au sommet du poumon gauche, et des lésions avancées au sommet droit.

Dans cette observation il n'y a que la grossesse qui ait été la cause prédisposante et déterminante à la fois de la phthisie, qui a suivi une marche très-rapide.

Obs. 46 (*personnelle*). — Bordini Louise, 28 ans, ménagère, née à Alexandrie (Piémont) est entrée le 28 septembre 1875 à la Pitié dans le service de M. le professeur Lasègue, lit n° 29.

Menstruation régulière ; bonne santé habituelle ; jamais de toux ; elle n'avait jamais eu d'autre maladie que la variole, elle ne connaît dans sa famille aucune personne qui tousse ; jamais de privations. Mariage au mois de novembre 1871 ; premier accouchement à terme le 16 septembre 1872, allaitement pendant dix mois ; second accouchement à terme, le 15 mars 1874, c'est-à-dire qu'elle cessa d'allaiter juste au moment de la conception ; elle nourrit cet enfant pendant onze mois ; ces deux grossesses, les accouchements et leurs suites n'ont présenté rien de particulier, sa santé était bonne ; les deux enfants sont encore vivants et bien portants ; troisième accouchement heureux le 17 juillet 1875, l'enfant était à terme et bien développé ; par conséquent la femme était devenue enceinte au mois d'octobre 1874, et comme elle allaita son second enfant jusqu'au 15 février 1875, il résulte qu'elle cessa d'allaiter celui-ci lorsqu'elle avait déjà dans son utérus un fœtus de 4 mois ; ce fait est très-important, car il prouve que l'ovulation peut avoir lieu pendant la lactation, et qu'il peut y avoir d'ovulation sans que pour cela on observe sa manifestation extérieure, c'est-à-dire les règles.

Six semaines avant le dernier accouchement elle s'est mise à tousser, sans cause connue ; la toux d'abord supportable, acquit en peu de temps une fréquence fatigante, surtout dans la semaine qui précéda l'accouchement, c'était du reste le seul symptôme dont elle se plaignait ; dans les trois jours qui suivirent l'accouchement, elle était très-soulagée, mais au bout de ce temps la toux augmenta de nouveau et d'autres symptômes se déclarèrent : fièvre, sueurs nocturnes, crachats purulents, elle ne put nourrir son enfant que pendant six semaines, d'abord parce que cela la fatiguait beaucoup, et ensuite parce qu'elle n'avait pas assez de lait ; du reste l'enfant fut pris de bronchite et il en est mort deux mois après la naissance ; peu de jours après elle entrait à l'hôpital, où je pus l'examiner deux mois après son entrée ; elle dit que malgré le traitement, elle est plus malade que lors de son entrée ; amaigrissement très-marqué, les règles ne sont pas revenues ; trois fois la diarrhée ; elle a le facies des phthisiques cachectiques. Fosse sous-épineuse droite : matité, souffle bronchique, râles, craquements secs ; fosse sous-claviculaire droite : submatité, faiblesse du murmure vésiculaire, expiration prolongée. Fosse sus-épineuse gauche : matité, souffle, piaulements ; fosse sous-claviculaire gauche ; souffle amphorique, râles sous-crépitants, pectoriloquie, gargouillements.

Crachats nummulaires très-abondants, sueurs nocturnes, fièvre sub-continue, jamais d'hémoptysie.

Voici une femme sans hérédité tuberculeuse, ayant tou-

jours eu une bonne santé habituelle, n'ayant jamais éprouvé de privations, qui, mariée en novembre 1871, a trois
accouchements en peu de temps, le 16 septembre 1872,
le 15 mars 1874, le 17 juillet 1875, le premier enfant
fut allaité pendant 10 mois ; l'allaitement cessa juste à l'é-
poque de la deuxième conception ; le second enfant fut allaité 11 mois, et comme elle accoucha du troisième le 17
juillet 1875, il résulte qu'elle était enceinte de quatre mois
lorsqu'elle cessa l'allaitement. Cette femme se mit à tousser
six semaines avant l'accouchement, cinq mois après elle
était déjà cachectique et l'on constatait des signes de phthisie pulmonaire à la troisième période ; ce cas est bien pro-
pre à démontrer l'influence désastreuse que les grossesses
suivies d'allaitements prolongés exercent sur l'économie ;
l'appareil génital et ses annexes ont été en fonctions non
interrompues pendant quatre ans.

Obs. 47 (*personnelle*). — Longatte Esther, 32 ans, domestique,
née à Mesnil en Maroise (Somme), est entrée le 5 septembre 1874 à
la Pitié dans le service de M. Gallard, salle du Rosaire n° 14.

Menstruation régulière, pas de maladie avant celle qui l'amène à
l'hôpital, pas d'hérédité tuberculeuse, pas de privations ; premier accouchement il y a six ans et demi, deuxième il y a trois ans ; le premier enfant est mort de rougeole, le second vit encore ; troisième et
dernier accouchement en juillet 1873, l'enfant est mort de diarrhée et
muguet ; elle était au sixième mois de cette troisième grossesse, lorsque, sans cause connue, elle se mit à tousser, ce qui lui arrivait pour
la première fois ; la toux continua jusqu'au moment de l'accouchement, et ne cessa pas après ; pendant cette grossesse elle était employée
chez un marchand de vin, travaillait beaucoup et mangeait peu ; après
l'accouchement la toux diminua pendant trois mois. L'observation a
été prise 14 mois après l'accouchement ; dans cet espace de temps,

après des alternatives d'amélioration et d'aggravation, il s'est développé l'ensemble des signes rationnels de la phthisie pulmonaire : toux,
fièvre, sueurs, crachats nummulaires, pas d'hémoptysies, amaigrissement, diarrhée. Matité aux deux sommets en arrière, à gauche souffle
caverneux, râles sous-crépitants, pectoriloquie ; à droite souffle caverneux, retentissement de la voix. En avant aux deux sommets, matité,
expiration prolongée et des râles.

Ici encore une femme sans hérédité tuberculeuse, d'une
bonne santé habituelle, qui n'avait jamais toussé, qui a eu
trois grossesses en 5 ans et demi a été prise de toux au
sixième mois de sa troisième grossesse ; quatorze mois après
l'accouchement, on constatait des signes de phthisie pulmonaire à la troisième période.

Obs. 48 (*personnelle*). — N. N. 23 ans, née à Rouen, à Paris
depuis 18 ans, est entrée le 29 décembre 1874 à la Pitié, service de
M. Gallard, lit n° 37. Menstruation régulière ; bonne santé habituelle,
jamais eu de maladie, pas d'antécédents héréditaires tuberculeux.

Premier accouchement au mois de janvier 1870, l'enfant étant
toujours malade il prit le sein jusqu'au moment de sa mort à 22
mois ; devenue de nouveau enceinte, elle accoucha le 15 octobre
1872 ; un mois avant elle avait était prise d'une toux qui ne cessa
pas après l'accouchement, mais, au contraire, augmenta ; l'allaitement
ne dépassa pas 4 mois, à cause de la faiblesse de la mère, qui ne
pouvait plus dormir vu la fréquence de la toux et qui était affaiblie par
des sueurs nocturnes, et la fièvre ; elle entra à l'Hôtel-Dieu où elle
resta 5 mois, à sa sortie les règles étaient revenues et sa santé était
meilleure que lors de son entrée ; mais à peine avait-elle quitté l'hôpital qu'elle devenait enceinte : pendant les 7 premiers mois elle toussait, mais elle n'était pas très-malade, toutefois pendant les deux derniers mois, elle était très-souffrante, la toux ne la laissait plus dormir,
elle suffoquait au moindre effort, et était minée par une fièvre sub-
continue ; l'accouchement se fit rapidement le 1er mai 1874, mais elle

né put allaiter n'ayant presque pas de lait ; l'état général s'améliora un peu pendant deux mois, mais ensuite il n'a fait qu'empirer ; et 8 mois après l'accouchement elle entrait dans le service de M. Gallard où je pus l'examiner : toux continue, crachats jaunes épais, fièvre la nuit, sueurs pendant le sommeil, douleurs aux fosses sous-claviculaires, amaigrissement prononcé, diarrhée, pas d'hémoptysie, voix enrouée.

Fosse sous-claviculaire gauche : matité, respiration soufflante, râles sous-crépitants lorsqu'elle tousse ; fosse sus-épineuse : matité, respiration saccadée, sourde, quelques petits craquements, expiration prolongée ; fosse sous-claviculaire droite : matité, souffle caverneux, gargouillements, pectoriloquie ; fosse sous-épineuse : matité, souffle, retentissement de la voix.

Cette femme n'avait pas d'antécédents héréditaires suspects, sa santé avait toujours été bonne, elle n'avait jamais toussé; elle a eu trois grossesses à terme en quatre ans, la première fut suivie d'un allaitement de 22 mois ; après le second accouchement, l'allaitement ne dura que quatre mois car elle avait commencé à tousser un mois avant sa couche ; la toux avait fait des progrès après celle-ci, et des signes de tuberculose pulmonaire s'étaient développés ; après quelques mois de traitement, elle s'est un peu améliorée, mais sortie de l'hôpital, elle devint de nouveau enceinte ; pendant les 7 premiers mois, sa maladie ne paraît pas être influencée, mais une aggravation survint à partir du huitième mois, l'accouchement fut rapide, la femme n'eut que très-peu de lait ; pendant deux mois on observa un amendement, mais après, les symptômes se développèrent et huit mois après l'accouchement on constatait des signes de cavernes au sommet des poumons.

Obs. 49. — (*Personnelle*). Caillotin Célestine, 29 ans. Couturière, née à Chantilly, est entrée le 20 octobre 1875 à la Charité, service de M. Bourdon, salle Saint-Basile.

Menstruation régulière, bonne santé habituelle ; jamais de maladie autre que celle qui l'amène à l'hôpital : pas d'antécédents héréditaires tuberculeux ; de 22 à 26 ans, trois grossesses régulières, qui sont allées jusqu'à terme, pas d'allaitement ; le premier enfant est mort à deux mois, le second à 4 ans de bronchite suite de rougeole, le troisième à 9 mois, de jaunisse ; elle devint enceinte pour la quatrième fois au mois de février 1874, elle avait alors 27 ans ; à 5 mois elle commença à tousser, la toux devint très-fréquente en peu de temps ; puis elle fut prise de frissons le soir, de sueurs nocturnes ; quoique fatiguée par cette complication elle était forcée de travailler à la mécanique ; le travail de l'accouchement arrive ; celui-ci se fit rapidement ; l'enfant était bien portant, il partit en nourrice ; les symptômes offerts pendant la gestation continuèrent après l'accouchement et firent des progrès ; un an après l'accouchement, elle entra à l'hôpital, où je l'examinais ; elle m'a dit que depuis plusieurs mois elle avait une fièvre qui était plus forte pendant la nuit ; en même temps, elle transpirait, elle avait beaucoup maigri, et avait eu plusieurs fois la diarrhée ; ses règles n'étaient pas revenues.

Fosse sous-claviculaire gauche : matité, souffle, craquements humides, bronchophonie ; fosse sus et sous-épineuse : matité, la percussion détermine un peu de douleur, souffle caverneux, gargouillement, pectoriloquie ; au sommet droit les signes indiquent une induration pulmonaire ; de frottements à la base du poumon droit.

Trois grossesses en 4 ans, pas d'allaitement ; au 5me mois d'une quatrième, des signes rationnels de tuberculose pulmonaire se développent, l'accouchement se fait à terme, après l'accouchement, pas d'amendement ; et un an après, on constatait les signes d'une grande caverne au sommet du poumon gauche.

Obs. 50. — (*personnelle*). Bertin Angèle, 24 ans, journalière, née à Marles (Seine-et-Marne), est entrée le 2 octobre 1875, à Saint-Antoine, dans le service de M. Brouardel, pavillon n° 3, lit 11.

Menstruation régulière, bonne santé habituelle, jamais de maladie avant l'âge de 22 ans ; pas d'hérédité tuberculeuse. Premier accouchement à terme le 23 avril 1873, rien à noter, l'enfant est encore vivant, elle l'avait allaité ; elle devint enceinte pour la deuxième fois au mois d'octobre 1873 ; au 7me mois elle fut prise d'une pneumonie ; après un mois de traitement, la toux n'était pas disparue complètement ; lorsqu'elle accoucha le 5 juillet 1874, la toux n'avait pas cessé, elle augmenta après l'accouchement ; il n'y a pas eu d'allaitement, l'enfant est en nourrice. Des signes rationnels de tuberculose pulmonaire se développent ; 15 mois après l'accouchement ; elle était si faible qu'elle dut entrer à l'hôpital ; elle y était depuis un mois et demi, lorsque je l'examinai ; alors on constatait d'une manière très-manifeste qu'il existait une grosse caverne au sommet du poumon gauche, une petite à droite, et les signes rationnels de phthisie pulmonaire avancée.

Dans cette observation, nous voyons une femme qui avait toujours eu une bonne santé, être prise d'une pneumonie, au 7me mois d'une deuxième grossesse ; après un traitement régulier, il resta de la toux ; après l'accouchement qui se fit à terme, des signes rationnels de phthisie se développèrent et 16 mois et demi après l'accouchement on constatait l'ensemble des signes rationnels et physiques de la phthisie pulmonaire à la 3me période.

Obs. 51. — La première de la thèse de Bahuaud.

Aucune hérédité, bonne santé habituelle ; deux grossesses normales ; au sixième mois de la troisième, toux, amaigrissement ; accouchement à terme ; allaitement pendant huit mois, qui la fatigue beaucoup ; les symptômes s'aggravèrent ; dix mois après l'accouchement elle succombait, et l'on trouvait à l'autopsie des cavernes pulmonaires.

Obs. 52. — La deuxième de la thèse de Bahuaud.

Aucune hérédité, bonne santé habituelle ; devient phthisique au septième mois de sa grossesse ; accouchement à terme d'un enfant bien portant ; la parturition n'accélère pas la marche de la phthisie qui était arrivée au deuxième degré.

Obs. 53. — La quatrième de la thèse de Bahuaud.

Age 33 ans. Pas d'hérédité, bonne santé habituelle, bonne hygiène, phthisie au milieu de la deuxième grossesse, accouchement à huit mois et demi, mort dix-sept jours après, et à l'autopsie on reconnaît que la phthisie en était bien la cause ; l'enfant est mort quelques jours après la mère.

Obs. 54. — La cinquième de la thèse de Bahuaud.

Age 28 ans, pas d'hérédité, bonne santé habituelle, signes rationnels de phthisie dans les derniers mois de la quatrième gestation, accouchement à terme, trois mois après on constatait des signes de caverne pulmonaire.

Obs. 55. — La sixième de la thèse de Bahuaud.

Pas d'hérédité, bonne santé habituelle, les signes de phthisie se développent dans le milieu de la grossesse ; deux mois après l'accouchement elle présentait des signes de caverne pulmonaire au sommet du poumon droit.

Obs. 56. — La huitième de la thèse de Bahuaud.

Pas d'hérédité tuberculeuse ; bonne santé habituelle ; début de la phthisie vers le cinquième mois de la grossesse, des signes rationnels de phthisie se développent et font des progrès rapides ; accouchement à terme ; des symptômes pulmonaires graves se développent et mort quinze jours après par tuberculisation aiguë

Obs. 57. — La quatorzième de la thèse de Caresme.

27 ans, pas d'hérédité, lymphatique ; scrofule, grossesse à 21 ans ; accouche à 7 mois d'un garçon qui est mort peu de jours après ; 5 ans plus tard nouvelle conception, respiration courte dès le début,

dans le courant du cinquième mois au milieu d'une santé parfaite, toux; au sixième mois : oppression, frissons, sueurs, chaleurs, s'alite pendant 15 jours, au septième mois la toux diminua, et cessa presque complétement le neuvième; l'accouchement à terme, rapide; le mieux s'accentua dans les 8 jours qui suivirent l'accouchement ; mais alors rechute ; un mois après, maigreur excessive et signes physiques et rationnels de phthisie au début; après un mois de traitement on constatait un peu d'amélioration.

Obs. 58. — La dix-neuvième de la thèse de Caresme.

21 ans, blanchisseuse, pas d'hérédité, bonne santé habituelle, lymphatisme, travail excessif à 17 et 18 ans; affaiblissement après une deuxième grossesse qui ne dura que 5 mois; à 20 ans troisième grossesse ; au neuvième mois, toux, qui continua après l'accouchement, augmentation de la toux, deux mois après l'accouchement; 8 mois après, nouvelle exacerbation, hémoptysies et l'on constatait des signes rationnels de phthisie pulmonaire avancée et des signes physiques de cavernes pulmonaires; l'enfant est mort 15 jours après la naissance.

14 femmes ne présentant pas d'antécédents héréditaires tuberculeux, ont commencé à tousser dans la deuxième moitié de la grossesse.

Chez 9 femmes, la santé habituelle était bonne, dans deux observations seulement, il est dit que l'hygiène était mauvaise.

Nos malades ne toussaient pas avant la grossesse qui a fait éclater leur maladie.

Nos malades sont multipares, excepté celles des observations 45, 52, 55 et 56, qui ont vu éclater leur maladie dans la deuxième moitié de leur première grossesse ; il n'y a eu aucun trouble de la santé dans la première partie. C'est à la même époque de leur deuxième grossesse

que les femmes des observations 48, 50, 53 et 57 ont vu
apparaître les premiers symptômes de l'affection pulmonaire. La malade de l'observation 48 allaita son premier enfant pendant 22 mois. devint tout de suite après le sevrage
de nouveau enceinte ; au neuvième mois, elle commença à
tousser ; la toux augmenta après l'accouchement ; l'allaitement ne dura que 4 mois ; la femme n'en pouvait plus ;
des signes de phthisie s'étaient développés qui la forcèrent
à entrer à l'hôpital où elle resta 5 mois ; à peine sortie
elle devient de nouveau enceinte. Il n'y a pas eu d'allaitement après le premier accouchement chez la femme de
l'observation 50.

C'est à la deuxième moitié de leur troisième grossesse que
les femmes des observations 46, 47, 51 et 58 ont vu éclater
leur maladie. La femme de l'observation 46 a été très-af-
faiblie par des grossesses et des allaitements successifs ;
ainsi, elle allaitait encore son deuxième enfant étant déjà
enceinte de 4 mois. Celle de l'observation 47 a eu les trois
grossesses en 5 ans et demi ; celle de l'observation 58
avait eu un travail excessif et trois grossesses en trois ans.

Les femmes des observations 49 et 54 ont vu éclater
leur maladie dans la deuxième moitié de leur quatrième
grossesse ; la première a eu ses grossesses en 6 ans, la
deuxième en 4 ans ; pas d'allaitement chez la première. La
marche de l'affection pulmonaire a été progressive dans
tous les cas.

Obs. 45. Signes rationnels de phthisie le huitième et
neuvième mois, accouchement à terme, léger amendement
dans les premiers jours, mais après, aggravation, un mois
après l'accouchement, signes de cavernes pulmonaires.

Obs. 52. Phthisie au septième mois de la grossesse, accouchement à terme, après la délivrance la phthisie était arrivée au deuxième degré.

Obs. 55. Signes de phthisie dans le milieu de la grossesse, accouchement à terme, caverne deux mois après.

Obs. 56. Début de la toux vers le cinquième mois, signes de phthisie, accouchement à terme, mort quinze jours par phthisie aiguë.

Obs. 48. Toux au neuvième mois de la deuxième grossesse, qui augmente après l'accouchement ; l'allaitement ne dépasse pas quatre mois, à cause des signes rationnels de phthisie qui s'étaient développés ; séjour de cinq mois à l'hôpital ; amélioration ; nouvelle grossesse, pendant les sept premiers mois la malade toussait peu, mais pendant les deux derniers elle était très-malade à cause des signes rationnels de phthisie qui étaient revenus ; accouchement à terme, pas de lait, amendement pendant deux mois, ensuite aggravation : dix mois après l'accouchement caverne pulmonaire.

Obs. 50. Au septième mois de la deuxième grossesse pneumonie qui laisse un peu de toux, laquelle augmenta après l'accouchement ; pas d'allaitement, des signes de phthisie se développèrent ; seize mois et demi après l'accouchement caverne pulmonaire.

Obs. 53. Phthisie au milieu de la deuxième grossesse, accouchement à huit mois et demi, mort dix-sept jours après.

Obs. 57. Toux vers le cinquième mois, oppression, sueurs, amendement au neuvième mois, accouchement à terme ; un mois après signes rationnels et physiques de phthisie au début.

Obs. 46. Toux à sept mois et demi de la troisième grossesse, qui devient très-fréquente aux derniers temps ; accouchement à terme, peu de jours après se déclarent des signes rationnels de phthisie ; elle ne put nourrir son enfant que pendant six semaines, elle n'avait pas de lait ; quatre mois après l'accouchement, caverne pulmonaire.

Obs. 47. Toux au sixième mois, qui augmente jusqu'au moment de l'accouchement, amendement pendant trois mois, puis signes rationnels de phthisie, et quatorze mois après l'accouchement, caverne.

Obs. 51. Toux, amaigrissement à partir du sixième mois, accouchement à terme ; allaitement pendant huit mois, ce qui la fatigua beaucoup, dix mois après elle succombait avec des cavernes pulmonaires.

Obs. 58. Toux au neuvième mois, accouchement à terme ; aggravation deux mois après ; dix mois après la délivrance, cavernes ; pas d'allaitement.

Obs. 49. Toux à partir du cinquième mois de la quatrième grossesse ; signes rationnels de phthisie ; accouchement à terme ; un an après l'accouchement, caverne.

Obs. 54. Signes rationnels de phthisie dans les derniers mois de la quatrième gestation ; accouchement à terme ; trois mois après, caverne.

Ainsi sur 14 femmes qui ont commencé à tousser dans la deuxième moitié de leur grossesse, trois sont mortes, celle de l'obs. 56, 15 jours après son premier accouchement ; celle de l'obs. 53, 17 jours après son deuxième accouchement et celle de l'obs. 51, 10 mois après son troisième accouchement.

Onze femmes vivaient encore lorsque les observations furent

prises : une, avait les lésions du premier degré, une autre du deuxième degré, et neuf avaient toutes des cavernes pulmonaires, en moyenne huit mois après l'accouchement.

Occupons-nous maintenant des enfants :

Tous sont venus à terme, excepté celui de l'obs. 53, qui est né à huit mois et demi ; il est mort peu de jours après la mère ; on se rappelle que celle-ci est morte dix-sept jours après l'accouchement.

L'enfant de l'obs. 46 a été allaité pendant six semaines par sa mère, elle n'avait plus de lait ; il est mort de bronchite à 2 mois ; celui de l'obs. 47 est mort peu de jours après sa naissance de diarrhée et muguet.

Le second enfant de l'obs. 48 a été allaité par la mère pendant quatre mois ; elle était si malade qu'elle dut renoncer à l'allaitement ; celui de l'obs. 51 allaité pendant huit mois, la mère était si malade qu'elle ne put prolonger davantage l'allaitement ; elle mourut deux mois plus tard.

Ces deux derniers enfants ont été allaités par leurs mères, mais celles-ci étaient si malades, que les enfants auraient dû s'en ressentir.

Les autres enfants, c'est-à-dire onze, sont allés en nourrice.

Résumons ce qui précède : sur quatorze femmes (sans hérédité tuberculeuse) qui ont commencé à tousser pendant la deuxième moitié de la grossesse : une accoucha à huit mois et demi (elle meurt 17 jours après, et l'enfant peu de jours après la mère) ; trois n'ont pas pu allaiter : une n'avait pas de lait ; les deux autres avaient eu une notable aggravation, et sont mortes quinze et dix-sept jours après l'accouchement ; trois femmes ont allaité pendant six semaines, quatre et huit mois, la lactation n'a pas pu dépasser ce temps, à cause de leur santé ; parmi les sept autres femmes, il n'y a peut-être que la moitié qui aurait pu allaiter.

Onze femmes vivaient lorsque les observations ont été prises : une, avait des lésions au premier degré ; une autre au deuxième ; neuf, avaient des cavernes pulmonaires, en moyenne huit mois après l'accouchement.

Sur quinze enfants : un, a été allaité pendant six mois par sa mère, il est mort à deux mois de bronchite ; un, est mort peu de jours après la naissance : deux ont été allaités par leurs mères pendant quatre et huit mois ; onze enfants sont allés en nourrice ; il n'y a peut-être que la moitié de ces enfants qui auraient pu être allaités par leurs mères.

XII

*Cas dans lesquels la toux a commencé dans la seconde
moitié de la grossesse chez des femmes dont les antécédents héréditaires étaient inconnus.*

(OBSERVATIONS 59-66).

OBS. 59. — La 13e de la thèse de Caresme.

36 ans, cuisinière ; antécédents héréditaires ignorés ; bonne santé
habituelle, jamais de toux, bonne hygiène ; première grossesse à 25
ans sans complications, pas d'allaitement, la santé resta bonne ; 10
ans après, nouvelle grossesse, perte d'appétit, affaiblissement, amaigrissement ; à partir du quatrième mois, toux, qui devient plus tard
nauséeuse, et la fait enfin vomir, crachats muqueux pendant 4 mois ;
les couches sont bonnes, mais la toux persiste après l'accouchement,
et l'on constatait des signes rationnels et physiques de phthisie pulmonaire à la première période.

OBS. 60. — La 17e de la thèse de Caresme.

31 ans, santé chétive, fièvre typhoïde, rhumatisme, rhumes dans
la jeunesse, elle ne toussait pas depuis longtemps lorsqu'elle devint
enceinte ; vers le sixième mois elle se mit à tousser, et avait une
grande gêne de la respiration ; à huit mois hémiplégie faciale qui s'est
dissipée rapidement, accouchement à terme, suites bonnes ; la toux et
l'oppression continuèrent ; puis, crachats muco-purulents ; les règles
n'étaient pas encore revenues 7 mois après ; alors métrorrhagie, aggravation dans les symptômes pulmonaires, et l'on constatait des signes
rationnels et physiques de phthisie à la troisième période ; les antécédents héréditaires sont ignorés.

Obs. 61. — La CDXXXVII de Mauriceau, loc. cit., v. II p. 362.

« *Femme à poitrine délicate, souffrait de la poitrine à 7 mois et*
« *demi de la grossesse, on la saigna et on la purgea, ce qui fit*
« *venir une fluxion de poitrine avec toux et crachement de sang,*
« *accouchement à 8 mois, d'un enfant qui était assez faible;*
« *après l'accouchement nouvelles hémoptysies; la toux augmenta*
« *et elle mourut phthisique 6 semaines après l'accouchement.* »

Obs. 62. — La CDLV de Mauriceau, loc. cit., v. II p. 376.

« 20 ans, premier accouchement à 7 mois et demi à la suite d'une
« frayeur; cette malade était déjà très-débilitée par une fluxion de
« poitrine avec crachement de sang; cette maladie ayant beaucoup
« débilité la poitrine me fit craindre que son crachement de sang ne
« se renouvelât pendant les efforts du travail, ce qui lui arriva le len-
« demain de l'accouchement, par les efforts d'une grande toux;
« malgré ces deux accidents elle se porta bien, autant que la délica-
« tesse de sa poitrine le lui permettait; cette femme fit trois autres
« enfants desquels elle est accouchée à 6 ou 7 mois d'enfants morts
« depuis quelques jours; elle est morte 4 heures après le dernier ac-
« couchement ayant été surprise d'un crachement de sang et d'une
« forte convulsion. »

Obs. 63. — La CDLXXVI de Mauriceau, *loc. cit.* t. 2. p. 394.

« Femme accouchée depuis 6 jours pour la première fois, plus
« heureusement pour l'enfant qui était fort bien, que pour sa mère
« qui ayant eu une fluxion de poitrine, précédée par rhume et toux
« pendant qu'elle était grosse, avait beaucoup augmenté au 3° jour,
« avait fait encore des progrès, de sorte qu'elle est morte 12 jours
« après son accouchement. »

Obs. 64. — CDLXXXIII de Mauriceau, *loc. cit.* t. 2 p. 401.

« Après une violente toux dont elle était travaillée depuis long-
« temps, l'enfant avait cessé de remuer; et 2 mois après, à peu près
« neuf mois après la conception, je retirai une poche macérée; après
« la délivrance, la femme se porta bien. »

Obs. 65. — La CDXCVII de Mauriceau *loc. cit.* t. 2, p. 412.

« Accouchement à 7 mois et demi d'un petit garçon qui se portait
« bien et vécut ; d'une femme réduite à la dernière extrémité, par une
« fièvre continue avec redoublements ; procédant d'une fluxion de
« poitrine avec crachement de sang, dont elle avait été fort travaillée
« il y a cinq mois ; crachements de sang qui se renouvelaient de temps
« en temps avec une toux violente, et mourut phthisique, entièrement
« étique 10 jours après l'accouchement. »

Obs. 66. — La DXXVII de Mauriceau, *loc. cit.* t. 2, p. 436.

» J'ai accouché une femme à 9 mois d'une fille qui se portait bien,
« quoique la mère ait été incommodée pendant toute la grossesse
« d'une violente toux avec crachement de sang et de fréquents
« vomissements, fièvre continue avec redoublements depuis 4 mois ;
« mais s'étant bien portée pendant les 3 dernières semaines de la gros-
« sesse la maladie continua après, il y eut au bout de quelque temps
« un peu d'amélioration. »

Les malades des obs. 59 et 60 ont commencé à tousser dans la dernière moitié de leur grossesse. Chez celles des obs. 61, 62, 63, 64, 65 et 66, le début n'est pas indiqué d'une manière précise ; chez ces huit femmes les observations ne donnent pas de renseignements sur l'hérédité.

La femme de l'obs. 59 avait une bonne hygiène et une bonne santé ; celle de l'observation 60 avait une mauvaise santé ; les renseignements nous manquent dans presque toutes les autres observations.

La femme de l'obs. 59 commença à tousser dans la deuxième moitié de la deuxième grossesse ; celle de l'obs. 62 toussait pendant la première grossesse ; elle put en avoir d'autres, mais aucune n'est allée jusqu'à terme ; les autres observations ne disent pas qu'il y ait eu plus d'une grossesse.

La grossesse est allée jusqu'à terme chez les femmes des obs. 59, 60, 63 et 66 ; chez la première on constatait peu de temps après l'accouchement des signes de phthisie pulmonaire à la première période ; chez la deuxième, des cavernes sept mois après ; chez la troisième, il y a eu aggravation après l'accouchement et elle est morte 12 jours après ; chez la quatrième on observa un certain amendement après l'accouchement.

Il y a eu accouchement prématuré dans les observations suivantes : obs. 61, accouchement à 8 mois ; (mort 6 semaines après) ; obs. 62, quatre grossesses, terminées toutes à 6 et 7 mois, les fœtus étaient morts, (4 heures après l'accouchement hémoptysie, convulsions, mort).

Obs. 64, accouchement à 7 mois d'un enfant mort, amendement ; obs. 65, accouchement à 7 mois et demi, mort 10 jours après l'accouchement ; l'enfant vécut.

Par conséquent, 4 femmes sont mortes peu de temps après l'accouchement ; les 4 qui vivaient avaient des lésions plus ou moins avancées.

Nous n'avons pas à tenir compte de la première grossesse de la femme de l'obs. 59. Nos malades ont eu ensemble onze grossesses ; dont sept se sont terminées avant terme, de 6 à 8 mois ; deux enfants seulement étaient vivants au moment de leur naissance, ils étaient faibles, l'un n'avait que 7 mois et demi, l'autre 8 mois.

Quatre enfants sont venus à terme.

Pour résumer : 8 femmes, qui toussaient pendant la grossesse, ont eu ensemble onze grossesses : quatre, se sont terminées à terme ; sept, se sont terminées avant terme ;

deux enfants seulement étaient vivants, mais ils n'avaient que 7 mois et demi, et 8 mois.

Une femme a pu devenir de nouveau enceinte, mais elle a toujours accouché avant terme. Quatre femmes sont mortes peu de jours après l'accouchement, quatre vivaient encore, mais on constatait des signes de phthisie avancée.

XIII

Cas dans lesquels la toux a débuté après l'accouchement chez des femmes ayant des antécédents héréditaires tuberculeux.

(Observations 67-74).

Obs. 67 (*personnelle*). — Desforges, 43 ans, couturière, née à Avoine, est entrée à l'Hôtel-Dieu le 2 octobre 1875, service de M. Hérard, salle Saint-Pierre.

Réglée à 15 ans, régulièrement ; elle n'a eu d'autre maladie, qu'une bronchite à l'âge de 28 ans, qui dura 2 ans et de laquelle elle s'est bien remise. Son père èst mort poitrinaire. De 34 à 42 ans, trois grossesses à terme, chaque enfant a été allaité de 13 à 15 mois. Pendant la dernière gestation, elle a beaucoup souffert de privations ; après l'accouchement, qui eut lieu il y a 15 mois, les privations ont été plus grandes ; elle a souffert de la misère ; vers le 6me mois de l'allaitement elle fut prise d'une toux sèche, puis de petits frissons le soir, enfin des sueurs nocturnes ; malgré leur persistance elle continua l'allaitement jusqu'à il y a deux mois, c'est-à-dire pendant 13 mois. De ses trois enfants, le premier est mort de bronchite, le second est scrofuleux, le dernier tousse et il a la diarrhée.

Femme très-maigre ; la peau est collée sur les os, excepté aux membres inférieurs où il y a de l'œdème ; toux constante ; elle remplit deux crachoirs de crachats jaunes épais, et qui sentent mauvais, diarrhée depuis un mois.

Les signes physiques faisaient reconnaître une grosse caverne au sommet de chaque poumon. Elle est morte quatre jours après mon examen, c'est-à-dire 15 mois après l'accouchement.

Cette femme appartenait à une famille de tuberculeux ; elle eut une bronchite à l'âge de 28 ans, qui dura 2 ans, elle dit qu'elle en était restée complétement guérie ; en 9 ans, de l'âge de 34 à 43 ans, trois grossesses et trois allaitements prolongés ; misère pendant et après la dernière grossesse ; ce n'est qu'au 6me mois de l'allaitement, que la toux, qui n'était pas revenue depuis 13 ans, reparut de nouveau ; malgré cela l'allaitement continua ; la lésion pulmonaire marcha rapidement et la malade succomba 15 mois après l'accouchement. Il faut remarquer que la bronchite, qui dura 2 ans, était probablement une poussée tuberculeuse ; comme alors cette femme n'avait subi aucune cause d'affaiblissement, et qu'elle avait peut-être une bonne hygiène, elle put se remettre ; mais 13 ans après, sous l'influence de trois grossesses, de trois allaitements prolongés, et de la misère qui accompagna la dernière grossesse et le dernier allaitement, une nouvelle poussée tuberculeuse survint, et cette fois en 9 mois la femme était enlevée. Le dernier enfant, qui a pris le sein pendant 13 mois toussait, et avait la diarrhée.

Obs. 68 (*personnelle*). — Mercier Marie, 27 ans, couturière, née à Bar-le-Duc, est entrée le 7 juillet 1874, à la Pitié, dans le service de M. Gallard, salle du Rosaire, n° 3.

Réglée à 11 ans, mariée à 21 ans, c'est-à-dire en 1868, elle n'avait jamais été malade avant cet âge ; premier accouchement à terme en mars 1869, l'enfant est encore vivant, il est bien portant ; elle n'a jamais toussé ni avant, ni pendant la grossesse, ni dans les premiers mois qui suivirent l'accouchement ; mais après un allaitement prolongé de 13 mois, elle fut prise de deux fortes hémoptysies, elle sevra alors son enfant en avril 1870 ; quelque temps après elle se mit à tousser ; la toux n'a pas cessé depuis cette époque ; de janvier 1873 à juin de la même année plusieurs hémoptysies. Sa mère est morte poitrinaire, un frère aussi.

Lorsque je l'examinais, elle présentait l'ensemble des signes rationnels et physiques de la phthisie pulmonaire au troisième degré.

Je donne cette observation pour montrer l'influence désastreuse d'un allaitement prolongé ; cette femme descendait de parents tuberculeux, mais elle n'avait eu aucun des signes de la diathèse, avant la grossesse, pendant, ni dans les premiers mois qui suivirent l'accouchement ; et il a fallu un allaitement de 13 mois pour voir apparaître deux hémoptysies, puis la toux ; la maladie a fait des progrès lents et 4 ans après la première hémoptysie, elle était arrivée au dernier degré de la phthisie.

De cette observation découle l'enseignement suivant : lorsqu'une femme, appartenant à une famille de phthisiques, devient enceinte, et accouche, quoiqu'elle ne tousse pas, elle ne devra pas allaiter.

Obs. 69. — La deuxième de la thèse Caillot.

Antécédents héréditaires tuberculeux, première grossesse en 1848, rien à noter pendant la grossesse, ni après l'accouchement ; deuxième grossesse normale, de même que l'accouchement, en 1856, mais deux mois après l'accouchement elle commence à tousser et un an après elle meurt phthisique. L'observation ne dit pas si la femme allaita ; elle ne dit rien sur l'enfant.

Obs. 70. — La troisième de la thèse de Delsouiller.

Age 26 ans. Antécédents héréditaires tuberculeux, bonne santé habituelle, pas de privations, jamais de toux avant l'âge de 24 ans, premier accouchement à 23 ans, allaitement de 4 mois, mort de l'enfant ; faiblesse, rhumes, toux un an après l'accouchement ; à 25 ans, nouvelle grossesse alors que la toux continuait encore ; dans les premiers mois la toux persistait, mais pas de vomissements ni de diarrhée ; au sixième mois, elle commença à respirer avec difficulté ; fièvre, amaigrissement, perte d'appétit. Au septième mois, la maladie faisait des progrès et les signes physiques étaient ceux d'une tuberculose pulmonaire au deuxième degré. L'observation s'arrête ici.

Obs. 71. — Publiée par le Dr Lobgeois, *in Gazette des Hôpitaux*, 18 octobre 1851.

22 ans. Hérédité tuberculeuse ; premier accouchement à 20 ans ; depuis ce moment la malade toussait souvent ; 17 mois après, nouvelle conception, la toux continue et la maladie fait des progrès ; accouchement prématuré à 7 mois ; l'enfant ne vécut que 12 heures ; deux jours après l'accouchement, on constatait une caverne au sommet de chaque poumon ; mort 7 jours après ; le premier enfant est mort peu de jours après la mère des suites d'une coqueluche. L'observation ne dit pas si la mère allaita le premier enfant.

Obs. 72. — La deuxième de la thèse de Caresme.

Hérédité, fatigues, chagrins, 8 grossesses en 20 ans, bonne santé habituelle ; toux, pour la première fois, tout de suite après l'accouchement. Six mois après, cavernes pulmonaires. L'observation est muette sur l'allaitement et sur le sort des enfants.

Obs. 73. — La onzième de la thèse de Caresme.

22 ans. Hérédité, lymphatisme, bonne santé habituelle jusqu'à 20 ans, jamais de toux ; à 20 ans, grossesse, vomissements pendant les 4 premiers mois, chagrins, privations, couches bonnes, ainsi que les suites ; mais, 9 jours après, fièvre mal caractérisée pendant trois semaines ; quelque temps après, fistule anale et début de signes rationnels de tuberculose pulmonaire ; un an après l'accouchement, signes physiques de tuberculose au premier degré. L'observation ne dit pas si la femme allaita.

Obs. 74. — La dixième de la thèse de Caresme.

43 ans. Hérédité, lymphatisme ; à 37 ans grossesse qui fut bonne, accouchement et suites normales, faiblesse marquée après la couche ; quelques mois après, toux et hémoptysie, la maladie marche lentement et, 5 ans après, la femme mourait ayant présenté des signes

rationnels et physiques de phthisie pulmonaire avancée ; on ne sait pas si la femme allaita.

Huit femmes présentant des antécédents héréditaires tuberculeux ont commencé à tousser après l'accouchement ; elles ne toussaient pas avant leur grossesse ; leur santé habituelle, de même que leur hygiène, était à peu près bonne. Il n'y a que dans trois observations qu'il soit dit que les femmes aient eu des fatigues, des privations, des chagrins pendant leur grossesse. (Obs. 67, 72, 73). Celle de l'observation 73 avait eu des vomissements fréquents pendant la gestation. La femme de l'observation 69 commença à tousser deux mois après son deuxième accouchement ; l'observation ne dit pas si elle allaitait ; elle est morte phthisique un an après l'accouchement. Celle de l'observation 67 commença à tousser six mois après son troisième accouchement ; elle avait allaité ses deux premiers enfants de treize à quinze mois ; elle avait eu des privations pendant sa dernière gestation et avait allaité dans la misère son troisième enfant pendant treize mois ; elle est morte deux mois après la cessation de l'allaitement, avec des cavernes pulmonaires.

La femme de l'observation 70 allaita son premier enfant pendant quatre mois, époque à laquelle il est mort ; un an après l'accouchement elle eut des faiblesses, rhumes, toux ; devint de nouveau enceinte ; des signes rationnels de phthisie se déclarent au milieu de la gestation, et au septième mois on constatait des signes rationnels et physiques de phthisie au deuxième degré.

Dans l'observation 71 nous voyons que la malade commença à tousser après le premier accouchement, la toux continua pendant la deuxième gestation ; des signes de phthisie se développèrent et déterminèrent l'accouchement à sept mois; elle mourait une semaine après.

La femme de l'observation 72 est prise de toux tout de suite après le huitième accouchement; l'observation ne dit pas s'il y a eu allaitement; six mois après, cavernes pulmonaires.

Obs. 68. Allaitement pendant treize mois, hémoptysie, toux, et quatre ans après phthisie au troisième degré.

Obs. 73. Quelques temps après l'accouchement signes de début de tuberculose pulmonaire ; un an après, signes physiques de phthisie au premier degré ; l'observation ne dit pas si la femme allaita.

Observation 74. Quelques mois après l'accouchement signes rationnels de phthisie, mort 5 ans après avec des signes de phthisie avancée ; on ne sait pas s'il y a eu allaitement.

Les observations 67 et 68 disent qu'il y a eu allaitement pendant 13 mois ; que la toux a commencé 6 mois après l'accouchement chez la première ; treize mois après, chez la dernière ; la première est morte 15 mois après l'accouchement, c'est-à-dire 9 mois après le début de la toux ; la deuxième avait, 4 ans après l'accouchement, des signes de cavernes pulmonaires.

Les femmes des observations 69 et 74 sont mortes, la première un an après l'accouchement, la deuxième 5 ans après, on ne sait pas si elles ont allaité.

On ne sait pas si les femmes des observations 72 et 73 ont allaité ; la première avait des cavernes pulmonaires six mois après l'accouchement, la deuxième des signes au premier degré un an après.

Les femmes des observations 70 et 71 sont devenues enceintes, elles toussaient depuis le dernier accouchement : la première présentait à 7 mois de la gestation des signes de phthisie au deuxième degré, la deuxième accoucha à 7 mois et mourut 7 jours après.

Nous avons à nous occuper du sort de l'enfant.

Celui de la femme de l'observation 67, a été allaité 13 mois (mort de la mère deux mois après), il toussait et avait la diarrhée ; celui de la femme de l'observation 70 est mort à 4 mois ; la mère n'a commencé à tousser que quelque temps après ; celui de la femme de l'observation 71 né à 7 mois, ne vécut que 12 heures ; celui de l'observation 68 allaité pendant 13 mois et sevré seulement lorsque des signes rationnels de tubercules se déclarèrent chez la mère, était vivant et bien portant ; le second enfant de l'observation 70 était encore dans le ventre de la mère. On ignore le sort des autres enfants. La femme de l'observation 67 a eu 3 enfants ; nous avons déjà parlé du plus jeune ; l'un des deux autres est mort de bronchite, l'autre est scrofuleux, le premier enfant de la femme de l'observation 71 est mort des suites d'une coqueluche.

En résumant ce qui précède nous dirons : huit femmes présentant des antécédents héréditaires tuberculeux, ont commencé à tousser après l'accouchement. Chez quatre, les observations ne nous donnent pas de renseignements sur l'allaitement : ces femmes ont commencé à tousser peu de temps après l'accouchement : une d'elles est morte un an après l'accouchement ; une autre, une semaine après un deuxième accouchement à 7 mois (la toux avait commencé après le premier accouchement) une autre femme avait des cavernes six mois après l'accouchement ; la quatrième avait des signes au premier degré un an après la délivrance.

Trois femmes ont allaité : chez elle la toux a débuté 6 mois, 12, 13 mois après l'accouchement ; la première, allaita 13 mois, et mourut deux mois après la suspension de l'allaitement (l'enfant toussait et avait la diarrhée) ; la deuxième allaita 4 mois (l'enfant est mort à cet âge), put devenir de nouveau enceinte ; au septième mois elle présentait des signes au premier degré ; la troisième allaita 13 mois ; cinq ans après l'accouchement elle présentait des signes de phthisie au troisième degré (l'enfant était vivant).

Enfin la huitième n'a pas allaité, elle présentait cinq ans après l'accouchement des signes de phthisie avancée.

Par conséquent il n'y a que trois enfants qui aient été allaités par leurs mères, et un seul parmi eux avait des chances de vivre (la mère avait commencé à tousser après le sevrage).

XIV

Cas dans lesquels la toux a commencé après l'accouche-
ment chez des femmes qui n'avaient pas d'antécédents
héréditaires tuberculeux.

(Observations 75-90)

Obs. 75 (*personnelle*). — Desgranges Louise, 30 ans, couturière, Parisienne, est entrée le 9 mai 1875 à la Pitié, dans le service de M. Gallard, salle du Rosaire n° 5.

Réglée à 14 ans, régulièrement ; bonne santé habituelle, jamais de toux ; pas d'hérédité tuberculeuse ; mariée à 22 ans ; son mari ne tousse pas ; grossesses régulières et accouchements normaux à 23, 25 et 28 ans ; elle n'a allaité aucun de ses enfants, tous ont été envoyés en nourrice, les derniers sont morts, elle ne sait pas de quelles maladies ; peu de temps après le troisième accouchement, elle se refroidit et commença à tousser ; quelque temps après survinrent des sueurs nocturnes et la fièvre ; elle était ainsi malade lorsqu'elle devint enceinte pour la quatrième fois au mois de septembre 1874 ; pendant les premiers mois, la toux diminua beaucoup ; l'hiver dernier, alors qu'elle était au milieu de sa gestation, elle était mal nourrie, mal logée, et mal chauffée ; à 7 mois la toux augmenta et avec elle la fièvre, les sueurs nocturnes ; la femme commença à cracher en abondance, elle entra à l'hôpital vers le huitième mois de sa grossesse et je l'examinai le 20 mai 1875 ; son état était le suivant : toux fréquente surtout pendant la nuit, sueurs nocturnes, crachats nummulaires très-abondants ; fosse sus-épineuse droite : matité, souffle amphorique, gargouillements, pectoriloquie ; fosse sous-claviculaire droite : matité, souffles, râles sous-crépitants ; fosse sous-claviculaire gauche : matité, souffle, craquements; fosse sus-épineuse, respiration soufflante, râles humides, retentissement de la voix.

15 jours après elle était plus malade, elle suffoquait et aspirait à la délivrance; elle accoucha le 9 juin toute seule et rapidem ent ; les trois jours suivants, la femme se trouva soulagée, la toux avait di minué beaucoup ; elle se croyait rendue à la santé ; mais à partir du quatrième jour des symptômes pulmonaires se développèrent et marchèrent avec telle rapidité que la femme mourut 12 jours après l'accouchement, sous le coup d'une dyspnée des plus intenses ; elle n'a pas eu d'hémoptysie pendant tout le cours de sa maladie. L'enfant était petit, maigre; il partit en nourrice, mais il mourut avant la mère.

Cette femme n'avait pas d'antécédents héréditaires tuberculeux, elle a eu 4 grossesses non suivies d'allaitement, dans l'espace de sept ans ; peu de temps après la troisième, début de la toux ; lorsqu'elle devint enceinte pour la quatrième fois, elle présentait des signes rationnels de phthisie pulmonaire ; la toux diminua pendant les sept premiers mois de la gestation, mais le huitième mois des symptômes graves se développèrent ; on constatait des cavernes pulmonaires ; les symptômes s'aggravèrent jusqu'au moment de l'accouchement, qui fut suivi d'un amendement pendant trois jours; mais tout de suite après, le tableau symptomatique devient de plus en plus sombre, et la malade mourait 12 jours après l'accouchement; l'enfant était petit, faible, il est mort avant la mère.

Cette femme présentait des signes rationnels de phthisie avant la quatrième grossesse; celle-ci donna un coup de fouet à la maladie ; sans cette gestation, la vie aurait pu se prolonger plus longtemps, car dans le pronostic il faut tenir compte de l'hérédité et des hémoptysies, notre malade n'en avait nullement.

Obs. 76 (*personnelle*). — Villeminey Joséphine, 30 ans, ménagère (Haute-Saône), est entrée à la Charité le 6 février 1875, dans le service de M. le professeur Séc, salle Sainte-Anne.

Cette femme a toujours eu une bonne santé, elle n'a pas souvenir d'avoir jamais été gravement malade, elle ne s'enrhumait que rarement pas d'hérédité tuberculeuse.

Premier accouchement à 21 ans, d'un garçon qui se porte bien ; second accouchement à 23 ans, l'enfant est mort en nourrice à dix-huit mois ; troisième accouchement à 25 ans, l'enfant est mort à trente mois de bronchite suite d'une rougeole ; quatrième accouchement à 28 ans et demi ; l'enfant est mort à 11 mois. Ces grossesses, les accouchements et les suites, n'ont rien présenté à noter ; comme elle n'était pas bien forte, le médecin défendit l'allaitement. Ses enfants ont tous pris de l'huile de foie de morue ; tous étaient scrofuleux. Quelques jours après le dernier accouchement elle commença à tousser ; ses règles ne revinrent qu'au bout de sept mois, et seulement tous les deux ou trois mois, fleurs blanches ; la toux d'abord sèche, s'accompagna de crachats, dans lesquels il y avait de temps en temps des filets de sang ; plus tard, frissons dans la soirée, sueurs nocturnes, fièvre ; cet état a marché peu à peu ; il y a un mois elle était si faible qu'elle ne pouvait pas travailler ; elle entra à l'hôpital.

Je l'examinais deux jours après son entrée ; yeux brillants, bouffées de chaleur à la face, pommettes rougeâtres, doigts hippocratiques, toux fréquente, douleurs intercostales, fièvre la nuit, sueurs nocturnes.

Fosse sus-épineuse droite : matité, expiration prolongée et soufflante, quelques râles fins ; retentissement de la voix ; fosse sous-claviculaire : sonorité à peu près normale, saillie de la paroi costale comme chez les emphysémateux, on entend à peine la respiration ; fosse sous-épineuse gauche : matité, souffle, râles sous-crépitants, retentissement de la voix, fosse sous-claviculaire, même signes qu'à droite.

Dans ce cas le début est des plus nets : Une femme sans hérédité tuberculeuse, mais faible, puisque le médecin défendit l'allaitement, a eu quatre grossesses qui sont allées jusqu'à terme à 21, 23, 25 et 28 ans et demi ; de ses enfants, le premier seul a survécu, tous les autres sont morts, ils étaient scrofuleux ; tous ont pris de l'huile de foie de morue. Elle n'avait pas toussé avant son quatrième accouchement, mais quelques jours après, elle commença à tousser ; des signes rationnels de tuberculose pulmonaire se déclarèrent, et un an et demi après l'accouchement on constatait une caverne au sommet du poumon gauche, et de l'induration pulmonaire à droite. Je n'ai pas pu savoir la cause de la mort des enfants, (la mère ne la connaissait pas); seulement je ferai remarquer que seul le premier est vivant, tandis que des trois morts, le dernier est mort plus' jeune que les autres.

Obs. 77 (*personnelle*). — Huart Catherine, 24 ans, blanchisseuse, Belge, à Paris depuis l'âge de 21 ans ; est entrée à l'Hôtel-Dieu le 11 octobre 1875, dans le service de M. Gueneau de Mussy.

Pas d'hérédité tuberculeuse, premières règles à 13 ans ; depuis cette époque, la menstruation a toujours été régulière, bonne santé habituelle, jamais de toux ; premier accouchement le 24 avril 1875, pas de privations ; sa grossesse s'est bien passée, elle n'a pas eu le plus petit malaise, les suites des couches n'ont rien présenté à noter. Quelques jours après l'accouchement, sans cause connue elle fut prise d'une toux sèche ; puis en se réveillant elle avait le front couvert de sueur ; puis, vinrent des crachements et un peu de fièvre dans l'après-midi, quatre mois et demi après l'accouchement la toux la réveillait ; à cinq mois sevrage de l'enfant, qui fut suivi d'une notable amélioration ; elle entra à l'hôpital six mois après l'accouchement ; alors son état était le suivant; pâleur du visage, amaigrissement, toux fréquente, transcirations nocturnes, crache beaucoup la nuit, la fièvre ne la quitte plus, diarrhée, œdème à la jambe gauche; jamais d'hémoptysie. Fosse sous-claviculaire gauche : matité, respiration soufflante, piaulements à l'inspiration, quelques râles sous-crépitants; fosse sus-épineuse : matité, souffle, râles, retentissement de la voix ; à la base, submatité, souffle, râles sous-crépitants. Fosse sus-épineuse droite : matité, expiration prolongée; fosse sous-claviculaire : expiration prolongée, respiration saccadée, retentissement de la voix.

Cette femme ne présentant pas d'antécédents héréditaires tuberculeux, n'avait jamais été malade; devient enceinte ; la grossesse est normale de même que l'accouchement; peu de temps après elle commence à tousser, des signes rationnels de tuberculose pulmonaire se développent; au cinquième mois sevrage, qui est suivi d'amélioration ; mais six mois après l'accouchement, cachexie, caverne à gauche, induration à droite. Chez cette femme la grossesse a agi comme cause prédisposante et déterminante ; après cinq mois d'allaitement, le sevrage agit d'une manière favorable, mais c'était trop tard.

Obs. 78. (*Personnelle*). — Rey Catherine, 33 ans, journalière, née à Lunel ; est à Paris depuis 16 ans, est entrée à Lariboisière le 12 novembre 1875 dans le service de M. Siredey, crèche.

Réglée à 15 ans, la menstruation a toujours été régulière ; pas de maladies antérieures, pas d'hérédité tuberculeuse. De 25 à 30 ans, trois accouchements à terme, qui n'ont rien présenté à noter ; le premier enfant a été allaité, il est encore vivant ; les autres sont morts : l'un en venant au monde, l'autre peu de jours après, de convulsions. Il y a dix-huit mois, quatrième accouchement normal ; la grossesse avait été bonne ; seulement, la femme avait éprouvé un peu de misère ; sans ressources, elle allaitait son enfant qui y est encore vivant, lorsque onze mois après l'accouchement elle s'enrhuma, commença à tousser, et à cracher ; la toux n'a pas cessé depuis ; puis vinrent des sueurs nocturnes ; c'est alors que la fatigue la força à sevrer son enfant (il avait quatorze mois) et à s'occuper de sa santé un peu plus qu'elle ne l'avait fait jusqu'alors ; mais la maladie n'a pas cessé de faire des progrès, et sept mois après le début de la toux, je trouvais une femme amaigrie, avec la pommette gauche injectée, qui toussait nuit et jour, qui crachait beaucoup, qui avait une fièvre qui la minait, une diarrhée colliquative et qui n'a jamais eu d'hémoptysie.

Fosse sous-claviculaire gauche : matité, souffle, râles, retentissement de la voix ; fosse sus-épineuse : douleur à la percussion, matité, souffle caverneux, gargouillement, pectoriloquie ; au sommet gauche on constate des signes d'induration.

Cette femme sans hérédité tuberculeuse, affaiblie par quatre grossesses et deux allaitements prolongés (en 7 ans) fut prise des signes rationnels de phthisie après onze mois d'allaitement, celui-ci continua encore trois mois ; la lésion pulmonaire fit de nouveaux progrès après le sevrage ; 7 mois après le début de la toux, soit 18 mois après l'accouchement, on constatait une caverne au sommet du poumon gauche. La phthisie s'est développée sous l'influence de l'allaitement qui a agi peut-être comme cause déterminante chez une femme ayant subi un peu de misère pendant la dernière grossesse et le dernier allaitement.

Obs. 79. — La deuxième de la thèse de Delsouiller.

23 ans, pas d'antécédents héréditaires, premier accouchement, l'enfant meurt 8 jours après ; vomissements incoercibles au sixième mois d'une deuxième grossesse et avortement d'un fœtus mort ; péritonite ; deux ans après, troisième accouchement, l'enfant ne vécut que deux jours ; deux mois après l'accouchement, toux, crachements de

sang, fièvre ; trois mois plus tard signes rationnels et physiques de phthisie pulmonaire au deuxième degré.

Obs. 80. — La cinquième de la thèse de Delsouiller.

Lymphatisme, 32 ans, pas d'antécédents héréditaires suspects, depuis 14 ans la santé est bonne ; grossesse à 32 ans, souffrance générale, avortement à 2 mois et demi ; peu de jours après elle commence à tousser, et 2 mois après le début de la toux, elle présentait les signes physiques et rationnels de la tuberculose au premier degré.

Obs. 81. — La sixième de la thèse de Delsouiller.

25 ans, pas d'antécédents tuberculeux ; bonne santé habituelle jusqu'à l'âge de 22 ans, pas de maladie antérieure, pas de toux ; premier accouchement ; une bronchite se déclare au cinquième mois de l'allaitement ; guérison ; l'allaitement continua encore pendant quatre nouveaux mois ; signes rationnels de tuberculose pulmonaire ; sevrage, amélioration, et après des alternatives d'amélioration et d'aggravation on constatait, deux ans après l'accouchement, des signes rationnels et physiques de tuberculose pulmonaire au premier degré.

Obs. 82. — La première de la thèse de Caresme.

Pas d'hérédité, 4 accouchements à terme, suivis de 4 allaitements prolongés ; 15 mois après le dernier accouchement début de la toux, l'allaitement continua encore pendant 2 mois, et ne s'arrêta que lors de la mort de l'enfant, des suites d'une rougeole ; un mois après on diagnostique une tuberculose pulmonaire au début ; nouvelle grossesse, les accidents pulmonaires continuent, sans paraître trop influencés, légère aggravation après l'accouchement ; cette fois il n'y a pas eu d'allaitement ; quelque temps après sixième conception, les symptômes pulmonaires deviennent plus sérieux, aggravation, de plus en plus marquée, et la femme accouche quelques jours avant terme, sous l'influence des accidents graves développés du côté de la poitrine ; on constatait des cavernes au sommet des poumons ; l'accouchement eut lieu facilement, en peu de temps ; le lendemain elle fut prise d'une abondante métrorrhagie, 9 jours après elle était mourante.

Obs. 83. — La troisième de la thèse de Caresme.

Pas d'antécédents héréditaires suspects, bonne santé habituelle; début de la toux peu de temps après, un avortement de 5 mois, deux ans et demi après, signes de phthisie pulmonaire au troisième degré.

Obs. 84. — La quatrième de la thèse de Caresme.

Pas d'antécédents héréditaires, bonne santé habituelle; 3 grossesses en 5 ans, affaiblissement au début de la troisième; début de la toux immédiatement après l'accouchement; 4 mois après, signes rationnels et physiques de phthisie pulmonaire à la première période; amélioration au cinquième mois; l'observation ne parle de l'enfant ni de l'allaitement.

Obs. 85. — La 6e de la thèse de Caresme.

Pas d'hérédité, bonne santé; mauvaise hygiène; à 20 ans première grossesse normale, allaitement pendant 12 jours; un abcès du sein empêcha de continuer; 3 mois et demi après l'accouchement, la malade commence à tousser, des signes rationnels de phthisie se déclarent et la femme meurt de phthisie aiguë 7 mois après l'accouchement.

Obs. 86. — La 7e de la thèse de Caresme.

34 ans, Pas d'hérédité tuberculeuse, bonne santé habituelle, beaucoup de travail depuis 10 ans, mauvais traitements de la part de son premier mari pendant 5 ans; il est mort phthisique 5 ans après le mariage; de 20 à 23 ans, trois grossesses pénibles; à la suite de la troisième couche, toux pendant 5 mois, puis disparition de la toux; à 27 ans, quatrième grossesse, pas de toux; à 29 ans, cinquième, toux pendant le dernier mois, elle ne nourrit pas; 5 mois après l'accouchement hémoptysies et toux, sueurs, fièvre; sixième grossesse : la toux qui était intermittente devint continue et augmenta beaucoup à partir du cinquième mois; accouchement à terme; pendant 9 jours léger amendement, mais ensuite exacerbation; trois mois après la femme présentait des signes rationnels et physiques de phthisie pulmonaire au troisième degré. En somme, six grossesses à terme en 13 ans.

Obs. 87 — La 8ᵉ de la thèse de Caresme.

24 ans, pas d'hérédité, bonne santé habituelle ; 4 grossesses en 4 ans, dont la deuxième et la troisième se sont terminées par des avortements à 4 et à 6 mois ; les autres grossesses ont été normales ; après la troisième il est resté beaucoup de faiblesse ; six mois après le dernier accouchement, toux, qui persiste pendant 16 mois, à ce moment hémoptysie ; deux mois après, suppression des règles et exacerbation ; deux ans après l'accouchement caverne pulmonaire — L'observation ne dit pas si le dernier enfant a été allaité.

Obs. 88. — La neuvième de la thèse de Caresme.

22 ans, forte constitution, pas d'antécédents héréditaires, jamais de rhumes ; pleurésie gauche à 15 ans, de laquelle la malade s'est bien remise ; menstruation régulière. A 20 ans et demi première grossesse, qui n'a rien présenté à noter, de même que les couches ; après l'accouchement, faiblesse, perte d'appétit ; sept mois après l'accouchement, les règles n'étaient pas revenues ; un mois plus tard, toux ; quelque temps après on constatait les signes de tuberculose pulmonaire au premier degré.

Obs. 89. — La douzième de la thèse de Caresme.

35 ans, pas d'hérédité, souvent malade, jamais de toux ; à 33 ans première grossesse ; dans la première moitié, vomissements ; après l'accouchement, péritonite, et phlegmon du ligament large ; un an en traitement ; les règles ne reviennent qu'après ce temps ; 17 mois après l'accouchement à la suite d'une forte émotion morale : hémoptysie, toux, quatre mois plus tard, pneumonie au sommet gauche ; 23 mois après la délivrance, mort, et l'on constata dans le sommet gauche une grosse caverne.

Ici plusieurs causes ont agi pour affaiblir la malade, mais si elle n'était devenue enceinte, elle ne les aurait pas subies.

Obs. 90. — La cinquième de la thèse de Caillot.

Pas d'antécédents héréditaires, bonne santé habituelle, première grossesse normale, l'accouchement ne présenta rien à noter ; allaitement et suspension de l'allaitement mais non par motifs de santé ; l'hiver suivant, toux très-fréquente ; deuxième grossesse ; la toux continue ; on diagnostique phthisie, amendement au dernier mois ; accouchement heureux pour la mère et l'enfant : les accidents pulmonaires marchent rapidement, et la femme meurt deux mois après.

16 femmes ne présentant pas d'antécédents héréditaires tuberculeux ont commencé à tousser après leur grossesse ; leur santé habituelle, de même que leur hygiène, était à peu près bonne ; chez deux seulement les observations disent que les femmes avaient une mauvaise hygiène et une mauvaise santé.

Elles ne toussaient pas avant leur grossesse.

Trois femmes ont commencé à tousser après leur troisième accouchement, chez quatre, la maladie a débuté après le quatrième. Chez 9 femmes c'est après le premier accouchement.

Chez sept femmes, la toux a débuté peu de jours après l'accouchement ou tout de suite après (Obs. 75, 76, 77, 80, 83, 84, 86). La malade de l'observation 77 allaita pendant 5 mois , les signes rationnels de phthisie qui s'étaient développés l'empêchèrent de continuer ; du reste le sevrage fut suivi d'amélioration. Chez les femmes des observations 75 et 76 il n'y a pas eu d'allaitement, les malades des observations 80 et 83 n'ont pas allaité, elles avaient avorté à 2 mois et demi et à cinq mois ; les observations 84 et 86 ne donnent aucun renseignement sur l'allaitement.

Chez trois femmes, la toux a débuté 2, 3 et 5 mois après l'accouchement (obs. 79, 81, 85). Il n'y a pas eu d'allaitement : l'enfant de la première est mort 2 jours après la naissance, a troisième eut un abcès du sein 12 jours après l'accouchement ; seule, la femme de l'observation 81 allaita pendant 9 mois ; les signes de phthisie qui s'étaient déclarés forcèrent à sevrer l'enfant, sevrage qui fut suivi d'amélioration.

Chez six femmes, la toux a débuté 6, 7, 8, 11, 15 et 17 mois après l'accouchement. (obs. 87, 90, 88, 78, 82 89). Il n'y a pas eu d'allaitement chez la femme de l'observation 89, elle eut une péritonite ; les observations 87 et 88 ne nous donnent aucun renseignement sur l'allaitement ; la femme de l'observation 90 allaita peu de temps, l'allaitement ne fut pas cessé par motif de santé ; les malades des observations 78 et 82 ont allaité : la première pendant 14 mois, la deuxième pendant 17 mois, on n'observa pas d'amélioration après le sevrage ; l'enfant de la première était vivant 18 mois après sa naissance ; la femme de l'observation 82 ne cessa d'allaiter que lors de la mort de l'enfant des suites d'une rougeole.

Par conséquent, sur nos 16 malades, il n'y en a eu que cinq qui allaitèrent.

Dans plusieurs de nos observations il est dit qu'après la cessation de l'allaitement, on avait observé un certain amendement, c'est une preuve de plus que la lactation agit comme cause débilitante et aggravante.

Les femmes des observations 75 et 90 sont devenues enceintes une fois après le début de la toux, celle de l'observation 82 deux fois, celle de l'observation 86 trois fois.

Observation 75, signes de début de tuberculose peu de temps après le troisième accouchement, qui n'avait pas été suivi d'allaitement ; les symptômes diminuèrent beaucoup pendant les premiers mois de la quatrième gestation ; mauvaise hygiène ; à partir du septième mois aggravation, cavernes pulmonaires à 8 mois et demi ; aggravation, accouchement à terme ; soulagement pendant quatre jours ; nouvelle aggravation et mort 12 jours après l'accouchement ; l'enfant était petit, maigre ; il mourut avant la mère.

Obs. 90. Toux plusieurs mois après un premier accouchement, suivi de quelques mois d'allaitement ; la toux continua pendant la deuxième grossesse ; on diagnostiqua phthisie, amendement au dernier mois ; accouchement heureux pour la mère et l'enfant ; les symptômes pulmonaires s'aggravent et la femme meurt deux mois après.

Obs. 82. Après le quatrième accouchement, allaitement pendant dix-sept mois ; début de la toux quinze mois après l'accouchement ; trois mois après on diagnostique tuberculose pulmonaire au début ; cinquième grossesse : les symptômes pulmonaires continuent sans paraître influencés ; légère aggravation après l'accouchement ; pas d'allaitement ; sixième grossesse : aggravation de plus en plus marquée, accouchement quelques jours avant terme ; cavernes pulmonaires ; neuf jours après elle était mourante.

Obs. 86. A la suite du troisième accouchement, toux ; pendant cinq mois disparition de la toux ; quatre ans après quatrième grossesse, pas de toux ; deux ans plus tard nouvelle gestation, toux pendant le dernier mois ; pas d'allaitement ; cinq mois après l'accouchement, signes rationnels de phthisie. Sixième grossesse : aggravation à partir du cinquième mois, accouchement à terme, léger amendement pendant neuf jours, trois mois après elle présentait des signes de phthisie au troisième degré.

Nous avons dit que chez sept femmes, la toux avait débuté peu de temps après l'accouchement. Nous avons déjà parlé des observations 75 et 86. Des cinq autres observations, les 80ᵐᵉ et 84ᵐᵉ appartiennent à des femmes qui avaient des signes de tuberculose au premier degré, trois et quatre mois après l'accouchement ; chez la première, il n'y a pas eu d'allaitement, elle n'avait fait qu'un avortement de deux mois et demi ; sur la deuxième les renseignements nous manquent ; les trois autres femmes avaient des cavernes pulmonaires, en moyenne, un an et demi après l'accouchement (Observations 76, 77 et 83), celle de l'observation 77 seule, allaita pendant cinq mois.

Nous avons dit que, chez trois femmes, la toux avait débuté 2, 3 et 5 mois après l'accouchement (Obs. 79, 85, 81) ; les deux premières n'ont pas allaité ; celle de l'obs. 79 avait, 5 mois après l'accouchement, des signes de tuberculose pulmonaire au deuxième degré ; celle de l'obs. 85 est morte de phthisie aiguë 7 mois après ; seule la femme de l'obs. 81 allaita 9 mois, au bout de ce temps elle présentait des signes de tuberculose au premier degré, qui la forcèrent à suspendre l'allaitement.

Nous avons dit plus haut, que, chez les femmes des obs. 82, 90, 78, 87, 88, 89, la toux avait commencé 15, 7, 11, 6, 8 et 17 mois après l'accouchement, nous avons déjà parlé des deux premières ; parmi les autres, il n'y a que celle de l'obs. 78 qui ait allaité, allaitement qui dura 14 mois ; la femme de l'observation 88 avait, 8 mois après l'accouchement, c'est-à-dire lorsque la toux se déclara, des signes de phthisie au premier degré ; les autres avaient, en moyenne, 22 mois après l'accouchement, des signes de caverne pulmonaire.

Des cinq enfants qui ont été allaités par leur mère, nous ne savons pas ce que sont devenus. après le sevrage, quatre d'entre eux ; celui de l'obs. 82 est mort de rougeole à 17 mois.

On trouvera des renseignements sur les enfants des femmes des obs. 75, 90, 86 dans la partie de ce travail où je m'occupe des cas où la toux existait avant la grossesse.

Le dernier accouchement s'est fait à terme chez les autres femmes, excepté chez celles des obs. 80 et 83 qui avortèrent à 2 mois et demi et à 5 mois ; ces deux femmes commencèrent à tousser tout de suite après l'avortement ; les autres femmes ont accouché à terme, mais nous ignorons le sort des enfants ; ce que nous savons c'est qu'ils n'ont pas été allaités par leur mère, ce qui est la cause d'une nombreuse mortalité.

Pour résumer ce qui précède, nous dirons : que chez 16 femmes, qui ne présentaient pas d'antécédents héréditaires tuberculeux, des symptômes de tuberculose pulmonaire se sont déclarés après l'accouchement. Chez sept, c'est peu de jours après l'accouchement : une seulement allaita pendant 5 mois, elle dut sevrer l'enfant à cause de sa santé ; un mois plus tard, elle présentait des signes de cavernes pulmonaires. Chez trois femmes, la toux débuta de 2 à 5 mois après l'accouchement : une seulement allaita 9 mois, les symptômes de phthisie, qui s'étaient développés, empêchèrent de continuer l'allaitement ; deux ans après l'accouchement, elle présentait des signes au premier degré. Chez six femmes, la toux débuta de 6 à

17 mois après l'accouchement : une de ces femmes allaita peu de temps, put devenir de nouveau enceinte, mais elle mourut deux mois après l'accouchement ; une autre femme allaita pendant 14 mois, elle avait des cavernes un an et demi après l'accouchement ; enfin, une autre allaita pendant 17 mois, put avoir deux nouvelles grossesses, mais elle était mourante 9 jours après l'accouchement.

Sept femmes n'ont pas allaité : deux parce qu'elles avaient avorté ; chez cinq l'allaitement n'a pas eu lieu, soit à cause de la santé de la mère, soit parce que les enfants étaient morts peu de jours après leur naissance. Quatre observations ne donnent pas de renseignements sur l'allaitement.

Par conséquent, il n'y a peut-être que dans trois cas qu'on puisse accuser l'allaitement d'être la cause de la phthisie, d'autant plus qu e, chez ces trois malades, la toux avait débuté plusieurs mois après l'accouchement.

XV

Cas dans lesquels la toux a commencé après l'accouchement chez des femmes dont les antécédents héréditaires étaient inconnus.

(OBSERVATIONS 91-95).

OBS. 91 (La première de la thèse de Lasègue).

Antécédents héréditaires méconnus; bonne santé habituelle; dix mois après l'accouchement, pendant l'allaitement elle est prise de toux; deuxième grossesse, disparition de la toux, réapparition après l'accouchement; elle fut jugée phthisique; troisième grossesse, nouvelle disparition des symptômes pulmonaires; après l'accouchement, hémoptysie, cachexie, cavernes pulmonaires.

OBS. 92 (La première de la thèse de Caillot).

Complexion délicate, grossesse normale, accouchement à terme, allaitement, fatigues, toux; on cessa l'allaitement à cause de la toux; diminution de la toux après le sevrage; deuxième grossesse, amélioration pendant son cours; après l'accouchement réapparition des symptômes pulmonaires, et deux ans après la femme mourait phthisique.

OBS. **93.** La trente-septième observation de Brieude, *Traité de la phthisie*, tome 2.

Femme devenue phthisique après l'accouchement.

OBS. 94. La troisième de la thèse de Caillot.

Bonne santé habituelle; après un deuxième accouchement, toux violente; trois mois après, mort par phthisie aiguë.

OBS. 95. La vingt-unième de la thèse de Caresme.

40 ans, journalière, hérédité inconnue, bonne santé habituelle, deux grossesses sans altération de la santé; fatigues prolongées, rhumes fréquents; vingt-sept mois après la dernière couche, toux, intermittente d'abord, plus tard continue; quatre ans après le dernier accouchement, troisième grossesse : oppression dès le début, mais a

toux reste ce qu'elle était pendant quatre mois, pas de vomissements ;
à partir du cinquième mois, la toux devint plus fréquente, enfin violente, l'oppression s'accentue davantage, l'appétit diminua, puis
des sueurs la nuit, affaiblissement, amaigrissement, cet état faisait des
progrès lorsque la malade entra à l'hôpital, on constatait alors aux
deux sommets des signes de tuberculose pulmonaire au premier degré.

Cinq femmes dont les antécédents héréditaires sont
ignorés ont commencé à tousser après leur accouchement.

Leur santé habituelle était bonne.

La femme de l'obs. 91 commença à tousser 10 mois après
l'accouchement, pendant l'allaitement ; elle put avoir deux
nouvelles grossesses ; mais après le troisième accouchement
elle présentait des signes de phthisie pulmonaire avancée.

La femme de l'obs. 92 fut prise de toux pendant l'allaitement, sa cessation fut suivie d'un certain amendement ;
nouvelle grossesse ; deux ans après elle mourait phthisique.

Les obs. 93 et 94 nous parlent de femmes devenues
phthisiques après l'accouchement ; la dernière est morte
trois mois après de phthisie aiguë.

Obs. 95. Toux depuis deux ans, troisième grossesse ;
aggravation progressive pendant les 6 premiers mois ; on
constatait alors des signes de tuberculose pulmonaire au
premier degré.

Dans ces observations nous voyons que cinq femmes,
avaient été ou auront été victimes de la phthisie développée
après un accouchement ; dans deux observations il est dit
que les femmes avaient allaité. Quelques-unes de ces
femmes ayant pu devenir de nouveau enceintes, j'en parle,
dans la partie de cette thèse où j'étudie les cas où la toux
existait avant la grossesse.

XVI

Début de la toux avant la grossesse.

Trente-deux femmes toussaient depuis un temps plus ou moins long lorsqu'elles sont devenues enceintes ; je diviserai ces trente-deux observations en deux séries : la première comprendra les femmes qui présentaient des signes de phthisie plus ou moins avancée, lesquelles sont devenues enceintes ; la deuxième, les femmes qui s'enrhumaient les hivers et toussaient toujours un peu ; ces femmes ne présentant pas d'autres symptômes, nous n'avons pas cru devoir les confondre avec les précédentes.

Les femmes présentaient des signes de phthisie plus ou moins avancée, avant de devenir enceintes.

Dans les 95 observations que j'ai étudiées dans cette thèse, je n'ai trouvé que 15 femmes pouvant rentrer dans cette première série.

Parmi ces 15 femmes : quatre présentaient des signes de début de phthisie ; dix présentaient des signes rationnels de phthisie peu avancée ; chez une seulement on avait diagnostiqué des cavernes pulmonaires. Parmi ces femmes : quatre présentaient des antécédents héréditaires tuberculeux ; une n'en présentait pas ; chez les quatre autres, les renseignements sur l'hérédité nous manquent ; toutes ces femmes sont restées primipares.

Quatre femmes n'ayant pas d'hérédité tuberculeuse avaient pu avoir plusieurs grossesses ; ce n'est que pendant une gestation ou après, que les premiers symptômes de la maladie tuberculeuse se sont déclarés. Étant alors à une période plus ou moins avancée de la phthisie, elles ont pu devenir de nouveau enceintes, une ou deux fois.

Une autre femme se trouvait dans les mêmes conditions ; enfin, une dernière femme a pu avoir trois grossesses, alors qu'elle présentait des signes de tuberculose peu avancée, mais toutes ces trois grossesses se sont terminées par des accouchements à 6 et 7 mois.

Ces femmes ont eu ensemble vingt grossesses.

Quelle a été la marche de l'affection pulmonaire ? Quelle a été l'influence de la grossesse sur la marche de la phthisie ?

Il y a eu un amendement dans les symptômes pendant tout le cours de la grossesse : trois fois ; chez ces femmes le diagnostic de phthisie avait été porté avant qu'elles ne soient devenues enceintes. Deux fois on a observé un amendement pendant les premiers mois ; une fois pendant les derniers mois.

Chez une femme la maladie a continué sans paraître influencée, c'est-à-dire sans aggravation ni amendement.

Il y a eu une aggravation pendant toute la grossesse chez sept femmes. Pendant les premiers mois seulement chez quatre, pendant les derniers mois chez quatre autres.

L'accouchement s'est toujours fait facilement, même chez les primipares.

Il y a toujours eu une notable aggravation après l'accouchement, même chez les femmes qui avaient accusé un

amendement pendant la gestation. En parlant de l'influence
de l'accouchement sur la marche de la grossesse, dans une
autre partie de ce travail, j'ai dit que l'accouchement était
par lui-même une cause d'épuisement chez toutes les femmes ; qu'il y avait une perte considérable de force nerveuse pendant le travail ; que la femme perdait une quantité plus ou moins considérable de sang ; que l'écoulement
des lochies venait s'ajouter aux pertes de l'organisme ; que
la femme s'alimentait mal pendant quelque temps ; et
qu'en ajoutant toute ces causes d'épuisement à celles que
subissait déjà la malheureuse phthisique, on pourrait ainsi
se rendre compte de l'influence désastreuse de l'accouchement.

MM. Hérard et Cornil, agrégés de la faculté de Médecine
de Paris, dans leur excellent ouvrage sur *la phthisie pulmonaire*, à propos de l'influence que l'accouchement et
l'état puerpéral exerçaient sur la marche de la phthisie,
s'expriment ainsi : Ce résultat s'explique lorsque l'on
« réfléchit à la rapidité avec laquelle les phlegmasies se
« développent et marchent à la suppuration dans l'état
« puerpéral. Rien donc d'étonnant que la pneumonie,
« qui joue un si grand rôle dans l'histoire anatomique de
« la tuberculisation, ne parcoure toutes ses phases avec
« une plus grande rapidité, et qu'ainsi l'accouchement ne
« devienne une cause d'accélération du travail morbide
« qui s'est fixé aux poumons. Une circonstance qui d'ail-
« leurs peut encore aggraver le pronostic après l'accou-
« chement, c'est que souvent, à ce moment, les organes
« génitaux sont envahis par les granulations et les inflam-
« mations tuberculeuses. C'est là un fait qui a été signalé

« par plusieurs auteurs, par Namias, Kiwisch, M. Cru-
« veilher et qui a été confirmé récemment par les recher-
« ches intéressantes de M. Brouardel. Par ce double mo-
« tif, l'accouchement est une condition fâcheuse dans un
« grand nombre de cas, d'autant plus fâcheuse qu'il s'est
« déjà répété plusieurs fois et qu'il s'agit d'une femme
« prédisposée à la maladie. »

Malgré cette influence, l'accouchement est à souhaiter,
car on a observé des amendements plus ou moins prolongés
après la délivrance ; d'ailleurs chaque nouveau jour de la
gestation chez une femme qui ne se nourrit pas, et qui doit
fournir des éléments à l'organisme fœtal à ses propres
dépens, accélère le dépérissement ; quelquefois la maladie
s'arrête pendant quelque temps après un accouchement
ou un avortement ; plusieurs des observations de ma thèse
sont là pour confirmer ce qui précède.

De plus, M. le professeur Grisolle, dans son mémoire
publié dans le bulletin de l'Académie de Médecine, 1851-
1852, s'exprime ainsi : « nous persistons à croire que l'ac-
« couchement est plutôt à désirer qu'à redouter. Car si
« des femmes tout-à-fait épuisées succombent peu après,
« il est infiniment rare que la même chose arrive lorsque
« la maladie n'a pas franchi la première ou la deuxième
« période. Il est plus ordinaire de voir les accidents s'a-
« mender ; il pourrait y avoir une suspension telle du mal
« qu'on pourrait croire à une guérison. »

D'après M. Gubler, lorsqu'une femme au début d'une
phthisie pulmonaire devient enceinte, la maladie s'arrête,
mais après l'accouchement elle recommence avec un caractère de gravité et enlève la femme rapidement, qui sans

O.   12 cela aurait encore vécu longtemps. Mais si la femme était à une période avancée de la maladie, celle-ci ne s'arrête pas, elle augmente pendant tout le cours de la grossesse.

Je crois que les idées de mon savant président de thèse expriment la généralité des faits. J'ai donné dans l'historique de la question que je traite, l'interprétation de M. Gubler, pour les cas où la maladie est entravée pendant la grossesse ; j'ai dit, que d'après lui, la grossesse place la femme dans un état de rachitis qui, à cause de l'antagonisme qui existe entre les tubercules et le rachitisme, peut contrarier la marche de la phthisie pulmonaire.

On observe fréquemment un léger amendement dans les premiers jours qui suivent l'accouchement ; même chez des femmes qui seront enlevées deux ou trois semaines après.

Pour revenir à nos quinze malades nous dirons : que six femmes sont mortes, en moyenne, 10 jours après l'accouchement ; une, quinze mois après ; sept femmes avaient des cavernes pulmonaires, en moyenne, trois mois après l'accouchement ; une femme seulement présentait des signes au premier degré. Celles qui présentèrent un amendement pendant la grossesse ne sont pas mortes dans les premiers jours qui suivirent l'accouchement.

Quelle a été l'influence de la phthisie sur la marche de la grossesse ?

Nos malades ont eu ensemble vingt grossesses dont la marche a pu être influencée par la phthisie. Il y a eu *dix accouchements à terme ; huit accouchements prématurés,* deux enfants seulement étaient viables ; enfin il y a eu deux avortements à trois et quatre mois.

Parmi nos quinze malades, il y en a quelques-unes qui

ne sont devenues phthisiques que pendant ou après une ou plusieurs grossesses : elles étaient toujours accouchées à terme, mais dès qu'elles sont devenues phthisiques, il n'y a eu que la moitié de leurs grossesses qui soient arrivées à terme.

Quelle a été l'influence de la phthisie sur la lactation?

Plusieurs de nos malades avaient eu de nombreuses grossesses avant l'apparition des premiers symptômes de la phthisie, elles étaient accouchées à terme et avaient allaité leurs enfants. Mais dès qu'elles sont devenues phthisiques, il n'y a eu que deux allaitements et cela pendant peu de jours, les femmes ne pouvant pas les continuer.

Dix enfants ont dû être envoyés en nourrice, leurs mères se trouvant presque toutes dans l'impossibilité de les allaiter.

Quatre enfants sont morts peu de jours après la naissance ; quatre étaient mort-nés ; deux étaient des avortons de 3 et 4 mois.

Je parlerai plus loin, du sort des enfants envoyés en nourrice.

XVII

Les femmes s'enrhumaient les hivers et toussaient toujours
un peu.

Les rhumes de poitrine et la toux nous indiquent que ces femmes présentaient une prédisposition pour les affections de l'appareil respiratoire ; mais sans être des phthisiques.

J'ai vu, dans le service de M. Gallard, une jeune femme qui toussait depuis plusieurs années, la toux était fréquente, et présentait des intermittences, quelquefois de plusieurs mois ; l'examen le plus attentif de la poitrine ne faisait reconnaître rien d'anormal ; c'était une hystérique.

Nos dix-sept femmes avaient probablement des tubercules pulmonaires à l'état latent, qui n'attendaient pour se réveiller et retrouver une activité plus grande, qu'une cause quelconque, capable de les exciter et de les faire sortir de l'état de torpeur dans lequel l'organisme les plaçait ; dès que la femme devenait enceinte, les forces nutritives et altérantes réagissaient avec énergie ; alors les tubercules sortaient de leur torpeur, se ranimaient et prenaient quelquefois une grande activité.

Tel était le cas des dix-sept femmes dont nous allons nous occuper.

Parmi elles : neuf, présentaient des antécédents héréditaires tuberculeux ; cinq, n'en présentaient pas ; chez les 3 autres, les renseignements nous manquent.

Huit femmes sont restées primipares ; une, a pu avoir trois grossesses ; une autre, huit ; les autres, ont commencé à tousser pendant la gestation ou après, mais celles-ci n'ont eu qu'une seule nouvelle grossesse après le début de la toux.

Ces femmes ont eu ensemble après le début de la **toux** trente-trois grossesses dont la marche nous intéresse.

Quelle a été la marche de la tuberculose pendant la grossesse ?

Quelle a été l'influence de la grossesse ?

Chez cinq femmes, la toux a disparu presque complétement pendant tout le cours de la grossesse ; chez sept, pendant les premiers mois ; chez quatre pendant les derniers mois (quelques-unes de ces dernières avaient eu une aggravation au début de la grossesse).

La toux a continué sans aggravation ni amendement pendant tout le cours de la grossesse, chez trois femmes ; chez six, la maladie n'a pas paru influencée pendant les premiers mois (chez presque toutes ces dernières il y a eu une aggravation pendant les derniers mois).

On a observé une aggravation pendant *tout le cours* de quinze grossesses (deux femmes ont eu ensemble onze grossesses) l'aggravation a existé pendant les premiers mois dans six grossesses ; pendant les derniers dans cinq.

Les symptômes de la phthisie se sont développés et ont suivi leur marche régulière. Les femmes qui accusaient un amendement pendant les derniers mois, celles qui avaient très-peu toussé pendant la grossesse, et chez toutes les autres : la maladie s'est aggravée après l'accouchement.

Cinq femmes sont mortes peu de jours après l'accouchement, en moyenne, deux à trois semaines ; parmi elles on n'en trouve aucune qui ait eu un amendement pendant la gestation ; une femme est morte deux ans après ; trois femmes avaient des cavernes pulmonaires dans les premiers mois qui suivirent l'accouchement ; cinq présentaient des signes de tuberculose au deuxième degré, et trois au premier degré.

Quelle a été l'influence de la phthisie sur la marche de la grossesse?

Ces femmes avaient eu ensemble trente-trois grossesses qui auraient pu être influencées par la phthisie.

Vingt-cinq grossesses sont allées jusqu'à terme; il y a eu *trois accouchements prématurés* à huit mois et huit mois et demi; enfin, *deux avortements* à deux et à cinq mois; trois femmes n'étaient pas encore accouchées lorsque les observations furent prises, (chez elles les lésions n'étaient pas avancées).

Quelques-unes de ces femmes avaient eu d'autres grossesses avant de tomber malades; toutes étaient allées jusqu'à terme; dès qu'elles sont devenues malades elles ont fait ou des accouchements avant terme ou des avortements.

Quelle a été l'influence de la phthisie sur la lactation?

Il n'y a que quatre enfants qui aient été allaités par leurs mères, et cela pendant trois ou quatre mois; l'allaitement était suspendu à cause de la santé; le sevrage a été suivi dans presque tous les cas d'un certain soulagement.

Remarquons que parmi ces femmes il y en a quelques-unes qui avaient toujours allaité leurs précédents enfants.

Vingt enfants sont morts peu de temps après leur naissance, y compris les deux avortons.

Les observations ne nous donnent pas de renseignements sur les autres enfants; mais nous savons qu'ils n'étaient pas allaités par leurs mères;

Ainsi, quatre enfants allaités par leurs mères pendant peu de temps; six, probablement en nourrice. Voilà sur un total de trente gestations, les seuls enfants qui restaient avec quelque chance de vivre quelque temps après leur naissance.

XVIII.

Début de la toux pendant la première moitié
de la grossesse.

Dix-huit femmes composent cette série d'observations. Cinq présentaient des antécédents héréditaires tuberculeux; dix femmes n'en présentaient pas; nous n'avons pas de renseignements sur les trois autres.

Treize femmes ont vu apparaître leur maladie pendant la première grossesse; une, pendant la deuxième; deux, pendant la troisième; une, pendant la cinquième; une, pendant la neuvième, (ces deux dernières n'avaient pas d'antécédents héréditaires tuberculeux).

Quelle a été la marche de l'affection pulmonaire pendant la grossesse? Quelle a été l'influence de cette dernière?

Ces femmes ne toussaient pas avant la grossesse qui a fait éclater leur maladie; elles ont vu apparaître dans la première moitié de leur gestation les premiers symptômes de la phthisie; la symptomatologie a été à peu près la même que celle qu'on observe dans les autres cas de phthisie; excepté pour l'hémoptysie, qui est moins fréquente de moitié, surtout chez les femmes qui ne présentent pas d'antécédents tuberculeux.

La marche de la maladie a été progressive et rapide, de telle sorte que des femmes qui étaient à peu près bien portantes, et presque toutes dans des bonnes conditions hygiéniques, et qui n'ont ont commencé à tousser que dans les premiers mois de la gestation, étaient très-souffrantes aux derniers mois ; le travail de l'accouchement est arrivé ; celui-ci a eu lieu facilement et rapidement, c'est du reste ce qu'on observe chez toutes les phthisiques. M. le professeur Pajot dit à ce sujet dans son cours : « Les femmes faibles, phthisiques accouchent tout comme les autres, cela s'explique, parce que les résistances sont presque nulles chez elles. »

Après l'accouchement on observe souvent pendant les premiers jours, un léger amendement, bientôt suivi d'une aggravation telle, que sur nos dix-huit femmes : dix, sont mortes, en moyenne, quatre semaines après l'accouchement ; deux, 15 à 16 mois après la délivrance (parmi les femmes qui présentaient des antécédents héréditaires, quatre sont mortes peu de jours après l'accouchement).Une femme présentait des signes de caverne pulmonaire une semaine après l'accouchement ; trois, présentaient les mêmes signes, en moyenne, onze mois après l'accouchement. Deux, présentaient des signes de tubercules au premier et au deuxième degré.

Quelle a été l'influence de la phthisie sur la grossesse ?

Nos dix-huit femmes ont eu ensemble vingt grossesses, qui ont pu être influencées par la phthisie.

Il y a eu *onze accouchements à terme* : un enfant était très-petit, la mère était syphilitique et phthisique ; dix enfants étaient assez bien développés ; à ce propos je rappellerai ce que M. le professeur Grisolle disait dans le mémoire déjà cité : « Les enfants sont plus petits, et ordinairement ils ont de belles formes et un embonpoint contrastant avec l'étisie de la mère. »

Six femmes sont accouchées avant terme, de 7 à 8 mois et demi ; il n'y a peut-être qu'un enfant qui ait survécu. Il y a eu *trois avortements* de 2 à 5 mois.

Les femmes qui présentaient des antécédents héréditaires tuberculeux ont eu ensemble six grossesses, dont la marche nous intéresse : il y a eu un avortement à cinq mois ; deux accouchements prématurés à 7 mois et 7 mois et demi ; un accouchement à 8 mois et demi ; il n'y a eu que deux accouchements à terme (il n'y a eu que ces deux derniers enfants qui aient vécu quelques jours ou davantage, leurs mères n'ont pas pu les allaiter, car elles sont mortes peu de jours après ; ils ont été envoyés en nourrice).

Précisons davantage :

Une de nos malades avait eu deux grossesses régulières, suivies d'allaitement, les enfants ont survécu ; mais elle commença à tousser au début de sa troisième grossesse, avorta à 5 mois ; plus tard elle fait un accouchement prématuré à 8 mois et demi ; l'enfant est mort. Une autre malade avait eu deux grossesses régulières ; commença à tousser au début de la troisième, accoucha à 7 mois et demi ; l'enfant est mort.

Une autre femme avait eu huit grossesses normales, suivies de huit allaitements prolongés ; elle fut prise de toux au commencement de sa neuvième, et avorta à deux mois ; elle a eu une nouvelle grossesse : on a été forcé de rompre les membranes, à peu près à terme ; l'enfant était vivant ; il est allé en nourrice.

Quelle a été l'influence de la phthisie sur la lactation ?

Nous venons d'expliquer en peu de mots l'influence que l'allaitement maternel exerce sur la vie de l'enfant : une

femme a pu allaiter deux enfants, tous les deux ont survécu : une autre femme a pu allaiter huit enfants, tous les
huit ont dépassé la première enfance ; ces femmes n'étaient
pas encore phthisiques.

Nos dix-huit femmes ont eu ensemble vingt grossesses,
dont onze seulement sont allées jusqu'à terme ; parmi les
accouchements prématurés, il n'y a peut-être qu'un enfant
qui ait survécu. Sur ces douze enfants, il n'y en a eu que
deux ayant pu être allaités par leurs mères, pendant dix et
douze mois (ces deux femmes ne présentaient pas d'antécédents héréditaires, elles avaient des cavernes trois mois
après la suspension de l'allaitement) deux autres femmes
ont allaité pendant quelques jours : mais l'une renonça
d'elle-même voyant son impuissance ; l'autre allaitait depuis quinze jours, (l'enfant était petit ne pesait que 2450
grammes, la mère était syphilitique et phthisique) toutes
les deux avaient des cavernes pulmonaires.

Dix femmes ont dû envoyer leurs enfants en nourrice, se
trouvant presque toutes dans l'impossibilité de leur donner
le sein.

A propos des deux enfants allaités par leurs mères phthisiques, je rappellerai que M. Donné, qui a fait des analyses
du lait chez les phthisiques, a trouvé qu'il était séreux,
peu abondant, renfermant un petit nombre de globules de
beurre, tous très-petits et comme réduits en poussière, et,
par là qu'il était insuffisant pour les besoins de la nutrition.

L'allaitement par une femme phthisique a des conséquences désastreuses pour l'enfant : différentes maladies du
tube digestif, souvent mortelles, se développent.

Par conséquent, dans l'intérêt de la mère et de l'enfant,

le médecin doit défendre l'allaitement maternel ; parce que souvent, des femmes qui étaient à la première période de la tuberculose après l'accouchement, ont présenté après un allaitement prolongé des signes de phthisie avancée ; nos deux femmes qui ont allaité pendant 10 et 12 mois en sont probablement un exemple, car si elles ont pu allaiter c'est justement parce que la maladie n'était pas encore avancée. Maintenant, pour ce qui se rapporte aux enfants, je dirai : que si les enfants non allaités par leurs mères ont moins de chances de vivre, il n'en est pas moins vrai que ceux qui sont allaités par une bonne nourrice se trouvent dans de bonnes conditions pour se développer régulièrement ; et c'est ce qui arrive dans la classe aisée de la société. Mais la classe ouvrière ne peut pas avoir de bonnes nourrices ; elle envoie donc ses enfants à la campagne ; là ces malheureux sont élevés au biberon ; heureux encore s'ils ne mangeaient pas la soupe aux légumes, et si on ne leur faisait pas sucer de fruits. On pourrait croire d'après ce qui précède qu'on devrait conseiller l'allaitement maternel, mais cela serait une erreur : on accélèrerait ainsi la mort de la mère, peut-être de plusieurs années ; puisque, si elle a pu allaiter pendant le temps nécessaire, c'est parce qu'elle n'était pas encore très-malade ; et cela sans aucun avantage pour l'enfant, puisqu'il aurait des chances d'être enlevé par une maladie du tube digestif, sans compter que la diathèse transmise par la mère pourrait agir plus rapidement.

XIX

Début de la toux pendant la deuxième moitié de la grossesse.

Vingt-neuf femmes composent cette série.

Sept femmes présentaient des antécédents héréditaires tuberculeux ; quatorze n'en présentaient pas ; chez huit les renseignements nous manquent.

Quinze femmes ont vu apparaître leur maladie pendant la première grossesse ; sept, pendant la deuxième ; quatre, pendant la troisième ; deux, pendant la quatrième ; une, pendant la cinquième.

Quelle a été la marche de l'affection pulmonaire ?

Quelle a été l'influence de la grossesse ?

Ces femmes ne toussaient pas avant la grossesse qui a fait éclater la maladie ; dix d'entre elles n'avaient pas une bonne santé ; l'hygiène laissait à désirer.

La toux a débuté tantôt après un refroidissement, tantôt sans cause connue ; les symptômes de tuberculose se sont succédé ; chez quelques-unes la maladie a fait de très-rapides progrès en peu de temps ; l'accouchement s'est fait facilement chez toutes ; quelques-unes ont eu une poussée tuberculeuse aiguë et ont été enlevées en peu de temps.

Chez plusieurs femmes on a observé un certain amendement dans les premiers jours qui ont suivi l'accouchement ; ensuite la maladie a continué à faire des progrès.

C'est ainsi que sept femmes meurent, en moyenne, 16 jours après l'accouchement ; quatre, en moyenne, 11 mois après la délivrance ; cinq avaient des cavernes pulmonaires en moyenne, 10 semaines après l'accouchement ; huit, 13 mois après ; trois femmes avaient des signes de phthisie au deuxième degré; deux, au premier, peu de temps après l'accouchement.

Dans les cas où il y avait hérédité tuberculeuse, la maladie a suivi une marche plus rapide, puisque sur sept femmes qui présentaient des antécédents héréditaires : quatre, étaient déjà mortes lorsque les observations furent prises ; et deux, présentaient des signes de phthisie avancée deux mois après l'accouchement.

Quelle a été l'influence de la phthisie sur la grossesse ?

Nos vingt-neuf femmes ont eu ensemble trente-trois grossesses dont la marche a pu être influencée par la phthisie.

Il y a eu *vingt-quatre accouchements à terme* ; et *neuf accouchements prématurés de six à huit mois et demi* ; parmi ces neuf enfants : il y en avait cinq, qui étaient des mort-nés. (Une des femmes qui présentaient des antécédents héréditaires accoucha à huit mois et demi).

Avant que les premiers symptômes de la tuberculose ne se soient déclarés, plusieurs de nos malades avaient eu des grossesses, ensemble vingt-quatre ; tous les accouchements s'étaient faits à terme.

Quelle a été l'influence de la phthisie sur la lactation ?

Sur les vingt-huit enfants vivants et viables et qui auraient pu profiter de l'allaitement maternel : trois seulement ont été allaités par leurs mères, l'un, pendant six semaines; l'allaitement ne pouvait pas être continué, parce que la mère n'avait plus de lait ; l'enfant est mort de bronchite deux mois après sa naissance. Un autre enfant fut allaité pendant quatre mois, la femme dut suspendre l'allaitement à cause de sa santé ; enfin le troisième a été plus heureux, il a tété au sein de sa mère pendant huit mois, mais la malheureuse femme mourait deux mois après.

Quel a été le sort des autres enfants? Ils n'ont pas été allaités par leur mère ; les observations nous donnent des renseignements sur huit ; ils étaient morts peu de temps après la naissance.

Ainsi, sur trente-trois grossesses : il y a eu neuf accouchements prématurés ; vingt-huit enfants seulement sont nés vivants ; il n'y a eu que trois allaitements maternels de six semaines, quatre et huit mois ; neuf enfants étaient morts peu de temps après leur naissance ; il ne restait que *dix-sept enfants*, devant subir un allaitement artificiel.

XX.

Début de la toux après l'accouchement.

Vingt-neuf femmes, dont presque toutes avaient eu une bonne santé habituelle et une bonne hygiène ont vu apparaître les premiers symptômes de la tuberculose pulmonaire après l'accouchement ; chez presque toutes, les grossesses avaient été régulières.

Huit femmes présentaient des antécédents tuberculeux ; seize n'en présentaient pas ; chez cinq nous n'avons pas de renseignements.

Quelques-unes, ont pu devenir de nouveau enceintes après le début de la toux, une fois ; une, deux fois ; une autre, trois fois ; parmi ces femmes, les unes sont mortes peu de jours après le dernier accouchement, les autres avaient des signes de phthisie avancée. Une femme présentant des antécédents héréditaires a pu devenir une fois enceinte après le début de la toux, mais elle accoucha à sept mois et mourut une semaine après.

A. Dubois disait dans ses leçons : « si une femme mena-
« cée de phthisie se marie, elle pourra bien résister à un
« premier accouchement, difficilement à un deuxième,
« jamais au troisième. »

Chez 13 femmes, les premiers symptômes de la phthisie ont apparu peu de temps après l'accouchement ; une seule, parmi ces treize femmes, allaita, et elle dut renoncer à l'allaitement à cause de sa santé ; les autres n'allaitèrent pas, tantôt à cause de leur faiblesse, et c'était le plus grand nombre, tantôt parce que l'enfant est mort peu de jours après la naissance, ou qu'elles avaient fait des avortements.

Chez quatre femmes la toux débuta de deux à cinq mois après l'accouchement : une seule allaita ; après neuf mois d'allaitement elle sevra son enfant à cause des symptômes de phthisie qui s'étaient développés et qui l'empêchaient de continuer.

Chez douze femmes, les symptômes de phthisie commencèrent de 6 à 15 mois après l'accouchement : huit, firent des allaitements prolongés ; ce n'est qu'après plusieurs mois d'allaitement que la phthisie s'est déclarée.

Les observations ne nous donnent pas beaucoup de renseignement sur le sort des enfants allaités par leurs mères : l'un, est mort à 4 mois ; deux, ont été allaités pendant 13 mois ; l'un deux se portait bien, mais la mère n'avait commencé à tousser que 13 mois après l'accouchement et ce n'est qu'alors qu'elle sevra l'enfant ; l'autre enfant toussait et avait la diarrhée ; sa mère est morte deux mois après le sevrage ; enfin un autre enfant a été allaité pendant 17 mois, l'allaitement ne cessa que le jour de sa mort des suites d'une rougeole.

L'allaitement est une cause puissante de tuberculisation chez les femmes prédisposées ; cette fonction débilite l'organisme et imprime ainsi un trouble de la nutrition, capable de faire éclater la diathèse non-seulement chez les femmes prédisposées par l'hérédité, comme nous l'avons vu chez les femmes des observations 67 et 68, mais encore chez celles qui sans avoir de diathèse héréditaire comme celles des observations 78, 81 et 82, ont eu des allaitements prolongés.

M. Hérard loc. cit. p. 598 s'exprime ainsi : « Si dans « quelque cas la lactation a paru retarder le progrès de la « phthisie, le plus ordinairement elle produit l'effet in-« verse, et il n'est pas rare de voir la tuberculose se déve-« lopper et marcher rapidement pendant ou immédiate-« ment après l'allaitement. Dans la pratique on les « rencontre surtout chez des femmes qui ont continué à « nourrir au-delà du terme ordinaire, ou bien qui allaitent « deux enfants à la fois. »

M. Rayer a démontré avec quelle facilité se tuberculisaient les vaches et les ânesses laitières, lorsqu'on cherchait à augmenter au-delà de certaines limites, l'abondance de la sécrétion lactée. C'est un point qui a été surtout mis en lumière par M. Bouchardat. Pour le savant professeur d'hygiène, c'est la continuité dans la perte des aliments de la calorification qui, dans tous ces cas ou beaucoup d'autres analogues, est la cause du développement de la tuberculose. Malgré la riche nourriture à laquelle elle est soumise, la vache ne peut résister longtemps à la déperdition considérable et longtemps prolongée de ces aliments de la calorification, et épuisée par ce travail fonctionnel excessif, elle meurt phthisique.

Pour M. Bouchardat le diabétique perdant tous les jours de la glycose qui est un aliment respiratoire puissant, n'a plus la quantité nécessaire de matière combustible et calorificatrice.

La femme qui allaite perd des matières grasses et des matières sucrées c'est-à-dire des agents de calorification, par le fait de la lactation ; mais elle perd aussi de la glycose par ses reins.

M. Blot (1), professeur agrégé à la Faculté de Médecine, a fait connaître l'existence du sucre dans l'urine des femmes en couches, de toutes les nourrices, et d'un certain nombre de femmes enceintes. Quand la sécrétion lactée est très-abondante, la proportion du sucre est, en général, grande ; si elle est peu active l'urine est peu sucrée.

On le voit, la femme qui allaite se trouve dans des conditions, pour devenir facilement phthisique ; ajoutons que quelquefois ces malheureuses sont très-mal nourries ; la femme de l'obs. 26 en fournit un exemple : non-seulement cette femme était déjà phthisique, et continuait l'allaitement mais elle était dans la misère. — La femme de l'obs. 78 allaitait étant dans la misère.

Les femmes phthisiques ne doivent pas allaiter, elles ont besoin de toutes leurs forces pour résister à une maladie qui contribue constamment à les leur enlever ; la phthisie ne peut être que sensiblement aggravée par l'allaitement, la femme devant perdre une grande quantité des aliments de la calorification ; ajoutons, qu'elle aura en outre le surcroît de fatigues que les femmes éprouvent pendant la lactation.

L'opinion de Moreau est très-explicite à ce sujet ; voici comment il s'exprime : « Les femmes atteintes de tubercu-
« les ou même seulement appartenant à une famille dans
« laquelle on compte plusieurs phthisiques ne doivent pas
« nourrir ; l'expérience nous a démontré que l'allaitement
« détermine ou accélère la fonte de ses productions mor-

---

1. Blot, *de la glycosurie physiologique des femmes en couches, des nourrices et d'un certain nombre de femmes enceintes.* (Gaz. médicale, 1856, p. 720).

« bides avec lesquelles on peut, en évitant toute excitation
« forte, fournir encore une carrière assez longue. Nous
« avons connu des sœurs tuberculeuses dont celles qui
« avaient voulu nourrir ont succombé, tandis que celles
« auxquelles nous étions parvenu à faire abandonner ce
« projet ont vécu longtemps et sont même devenues mères
« plusieurs fois. »

Dans notre dernière série de malades nous trouvons qu'il
n'y a eu que dix allaitements ; neuf femmes n'ont pas pu
allaiter, soit à cause du mauvais état de santé, soit parce
que les enfants sont morts peu de jours après l'accouchement ; les observations ne nous donnent pas des renseignements sur le sort des autres enfants ; admettons que la
moitié soient allés en nourrice.

Nous avons dit que l'allaitement par une mère phthisique détermine chez les enfants les accidents du côté du
tube digestif; une de nos observations nous donne quelques
renseignements sur ce sujet ; il est dit que l'enfant toussait
et avait la diarrhée.

XXI.

Je vais m'occuper maintenant du sort des enfants envoyés en nourrice ; quoique *a priori* ceci paraisse sortir de
mon sujet, si on réfléchit l'on verra que dans une thèse où
l'on traite l'influence de la phthisie sur la grossesse, on
doit chercher à savoir ce que deviendront les enfants qui
n'ayant pas pu être allaités par leurs mères à cause de leur
mauvaise santé, ont été envoyés en nourrice, où presque
tous sont élevés au biberon.

Cinquante-trois enfants n'ont pas été allaités par leurs
mères ; quel a été leur sort ?

M. le D. E. Beaugrand, dans une note qu'il a publiée dans le traité d'Hygiène de A. Becquerel, cinquième
édition, dit ce qui suit :

« Chargé, comme secrétaire de la commission d'hygiène
« du dixième arrondissement de Paris, de former les ta-
« bleaux mensuels de la mortalité à domicile dans cette
« circonscription, nous avons obtenu de nos confrères, vé-
« rificateurs des décès, qu'ils voulussent bien constater le
« mode d'allaitement chez les enfants âgés de 0 à 1 an qui
« succombent à l'entérite si commune à cet âge. C'est le
« résultat de cette enquête, continuée pendant sept années,
« (1860-1866) que nous allons exposer. Sur 1380 enfants
« de l'âge précité, signalés comme ayant succombé à l'en-
« térite, le mode d'allaitement est noté sur 1279 cas, ainsi
« répartis :

Elevés au sein. 498
   —   biberon . . . . 586 ⎫
   —   sein, puis biberon . . . 108 ⎬   781
Sevrés prématurément . . . . . . 87 ⎭
                                             1279

« On voit déjà la supériorité de l'allaitement naturel,
« surtout dans une localité où le biberon n est pas très-ré-
« pandu. Mais si nous subdivisons ces 1279 cas par pé-
« riodes d'âges, de manière à nous donner les résultats
« pour les quinze premiers jours de la vie, de 15 jours
« à un mois, de 1 mois à 3 mois, et de 3 mois à un an,
« les renseignements deviendront beaucoup plus significa-
« tifs. Nous avons :

« 1° De 0 à 15 jours, 323 cas. Sein seul, 107 ; bibe-
« ron seul, 205 : sein puis biberon, 11 ; réunissant les deux
« derniers, on a 216 contre 107.

« 2° De 15 jours à un mois, 277 cas. Sein seul, 96 ;
« biberon seul, 158 ; sein, puis biberon, 23 ; ou 181
« contre 96.

« 3° De 1 à 3 mois, 218 cas. Sein seul, 99 ; biberon
« seul 92 ; sein, puis biberon, 22 ; sevrage prématuré,
« 5. Total 119 cas d'alimentation artificielle contre 99.
« On le voit, la proportion commence à diminuer d'une
« manière notable.

« 4° De 3 mois à 1 an, 461 cas. Sein seul, 196 cas ;
« biberon seul, 131 ; sein, puis biberon, 52 ; sevrage
« prématuré, 82 ; ensemble des modes d'allaitement arti-
« ficiel, 265 contre 196. »

Ainsi, les cas relatifs à l'allaitement au biberon sont
plus du double, pour la première et la seconde quinzaine ;

à mesure qu'on s'éloigne de la naissance le rapport des enfants élevés au sein devient de plus en plus considérable. Il est évident que tous les sujets débiles nourris au biberon succombent d'inanition pendant les premiers jours.

Les enfants allaités par une femme résistent davantage ainsi que l'a demontré M. Bouchaud ; ils ne subissent qu'accidentellement et plus tard les fâcheuses influences qui tendent à décimer les enfants pendant la première année.

M. Denis-Dumont, du Calvados, a constaté directement que sur cent enfants élevés au sein on en perd seulement 10 p. 100, tandis qu'il meurt 30 p. 100 de ceux qui sont nourris au *petit pot*.

M. Bourdon, à Paris, a reconnu que la mortalité des enfants de 0 à 5 ans allaités par leurs mères est de 25 p. 100 et qu'elle est de 62 p. 100 pour ceux élevés au biberon. Souvent les enfants qui ne sont pas allaités par leurs mères, sont placés par la ville. M. Husson a reconnu que, chez les enfants placés par la direction municipale, la mortalité est de 33, 93 pour cent par an, dont la plus forte part est fournie par les enfants naturels, 55, 88 pour cent. La mortalité générale des enfants, pour toute la France pendant la première année, étant seulement de 17 à 18 pour cent, on voit que la différence est au moins du double.

Parmi nos 53 enfants il n'y en a certainement pas un seul qui ait été allaité par une nourrice ; leurs parents n'appartenant pas à la classe aisée de la société, n'ont pas pu les faire élever par une bonne nourrice ; d'autres enfants appartenant à des femmes mortes à l'hôpital ont été peut-être placés par la direction municipale.

Tenant compte des chiffres donnés par M. Denis-Dumon nous dirons que 37 enfants seulement auront des chancest de dépasser la première année ; si nous tenons compte des résùltats obtenus par M. Bourdon nous póuvons présumer que 20 enfants seulement seront vivants au bout de la cinquième année.

Ces enfants seront moins forts que ceux de leur âge, ils auront des chances d'être rachitiques, ils résisteront moins facilement contre toutes les causes de maladie, ils seront scrofuleux : leurs maladies pourront se compliquer d'une poussée tuberculeuse ; enfin, presque tous mourront phthisiques. En effet, Chomel dans ses *Leçons de Clinique Médicale* dit : « Quoique tous les enfants nés de parents « phthisiques ne soient pas nécessairement voués à la ma- « ladie de leurs ascendants, cependant le plus grand nom- « bre est tôt ou tard enlevé par la tuberculose pulmonaire. »

CONCLUSIONS

Sur 95 femmes dont la phthisie pulmonaire s'est déclarée avant, pendant ou après la gestation : 30 présentaient des antécédents héréditaires tuberculeux ; 44 n'en présentaient pas ; chez 21, les renseignements sur l'hérédité nous manquent.

Treize femmes ayant vu apparaître leur maladie pendant ou après la gestation ont pu devenir de nouveau enceintes : quelques-unes, une fois ; d'autres, deux fois ; rarement trois et alors d'ordinaire la grossesse n'arrivait pas à terme.

La grossesse a suivi une marche progressive dans tous les cas ; si quelquefois il y a eu des amendements pendant la gestation, la maladie a fait presque toujours de rapides progrès après l'accouchement.

Ces femmes ont eu ensemble 135 grossesses qui ont pu être influencées par la phthisie.

95 grossesses sont allées jusqu'à terme. Il y a eu 28 accouchements prématurés, et 9 avortements. Trois femmes n'étaient pas encore accouchées.

15 femmes présentaient des signes de phthisie plus ou moins avancée lorsqu'elles sont devenues enceintes ; elles ont eu ensemble 20 grossesses : dont 10 se sont terminées à terme ; il y a eu 8 accouchements prématurés ; parmi lesquels 2 enfants seulement étaient viables ; il y a eu deux avortements ; 2 femmes seulement ont allaité et cela pendant

peu de jours ; 6 femmes sont mortes peu de jours après l'accouchement; 7 femmes avaient des cavernes, en moyenne, 3 mois après l'accouchement. 10 enfants sont allés en nourrice ; 10 enfants sont morts peu de jours après leur naissance y compris les deux avortons.

17 femmes s'enrhumaient les hivers et toussaient toujours un peu lorsqu'elles devinrent enceintes ; elles ont eu ensemble 33 grossesses : 25, sont allées jusqu'à terme ; 3, se sont terminées à 8 mois et 8 mois et demi ; 2, à 3 et 4 mois. 3 femmes n'étaient pas encore accouchées.

4 femmes seulement allaitèrent et cela pendant trois et quatre mois ; 6 femmes sont mortes, en moyenne, deux semaines après l'accouchement ; 3, offraient des cavernes peu de jours après ; 3, des signes de phthisie au premier degré ; 5, au deuxième. 20 enfants sont morts peu de temps après leur naissance ; 6, étaient en nourrice.

18 femmes qui ne toussaient pas avant la grossesse, ont vu apparaître, les premiers symptômes de tuberculose dans la première moitié de la grossesse ; elles ont eu ensemble 20 grossesses : 11, sont allées jusqu'à terme ; 6 se sont terminées avant le neuvième mois ; il y a eu 3 avortements. Deux femmes seulement allaitèrent. 12 femmes sont mortes : 10, quatre semaines après l'accouchement ; 2, de quinze à seize mois ; 4 femmes avaient des cavernes pulmonaires peu de temps après l'accouchement ; 1, des signes au premier degré 1 autre au deuxième. 8 enfants sont morts peu de temps après la naissance; 10 sont allés en nourrice.

Je ferai remarquer combien a été désastreuse dans cette

série d'observations, l'influence de la phthisie sur la grossesse et réciproquement. Cinq femmes seulement présentaient des antécédents héréditaires.

29 femmes qui ne toussaient pas avant la grossesse, et dont sept seulement présentaient des antécédents héréditaires tuberculeux, ont vu apparaître les premiers symptômes de tuberculose pulmonaire pendant la seconde moitié de la grossesse ; elles ont eu ensemble 33 grossesses : 24 sont allées jusqu'à terme ; 9, se sont terminées avant terme : 5 enfants étaient mort-nés. Il n'y a eu que 3 allaitements de trois semaines, quatre et huit mois. 11 femmes sont mortes : sept, seize jours après l'accouchement ; 4, onze mois après 13 femmes avaient des cavernes pulmonaires : 5, dix semaines après l'accouchement ; 8, treize mois après ; des signes de tubercules au premier degré ; 3, au deuxième. 8 enfants sont morts peu de temps après leur naissance ; 17 sont allés en nourrice. 5 enfants étaient mort-nés.

29 femmes n'ayant pas toussé avant la grossesse, ont été prises des premiers symptômes de phthisie pulmonaire : 25, après des accouchements à terme ; 2, après des accouchements prématurés ; 2, après des avortements. 10 femmes seulement allaitèrent : 2, ne purent pas prolonger l'allaitement à cause de leur santé ; chez les 8 autres la toux ne commença qu'après plusieurs mois d'allaitement. 10 enfants n'étaient pas allaités par leurs mères. 9 sont morts y compris les avortons.

Pour résumer, je dirai : 95 femmes ont eu ensemble 135 grossesses : 95 accouchements ont eu lieu à terme ; il y a eu 28 accouchements prématurés et 9 avortements. 3 femmes n'étaient pas encore accouchées.

Sans compter les 29 femmes qui commencèrent à tousser après l'accouchement il nous en reste 66 : 6, sont mortes en moyenne 10 jours après l'accouchement ; 6, en moyenne, 15 jours après ; 7, 16 jours après, et 10, 28 jours après 7 femmes sont mortes, en moyenne, 13 mois après l'accouchement. 19 femmes avaient des cavernes pulmonaires, en moyenne 2 mois et demi après l'accouchement ; 8, en moyenne 13 mois après.

Il n'y a eu en tout que 21 allaitements, la moitié à peine ont en tout été réguliers et suivis. 53 enfants sont allés en nourrice (quelques observations ne nous donnent pas assez de renseignements pour pouvoir assurer que ce dernier chiffre soit exact) ; 59 enfants sont morts peu de temps après leur naissance ; j'y comprends les avortons (9).

En terminant, je rappellerai que plusieurs femmes avaient eu de nombreuses grossesses qui toutes étaient allées jusqu'à terme ; presque toutes ces femmes avaient allaité leurs enfants ; mais dès qu'elles devinrent phthisiques, chez quelques-unes, la grossesse n'arriva plus à terme.

Imp. A. DERENNE, Mayenne, — Paris, boulevard Saint-Michel, 52.